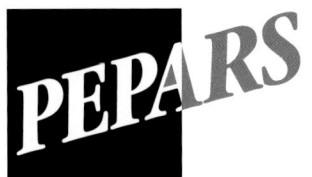

【ペパーズ】
編集企画にあたって…

　手・上肢の組織損傷・欠損をいかに治療するかは，我々形成外科医にとっては大きなテーマのひとつであります．手・上肢の治療にあたっては，その整容面もさることながら，その機能予後に十分配慮した治療が重要となります．形成外科手技の向上により組織欠損のカバーリングということに関しては比較的容易に行える状況となりました．しかしながら，現在では，機能と言っても関節運動機能や知覚だけではなく，如何に手・上肢の特殊で緻密な動作を再現するかが求められています．手指の再建では，その軟部組織の薄さ，しなやかさであると共に耐久性のある皮膚も求められます．それと同時に整容面でも瘢痕の抑制とともに色調や質感も求められる部位であり，非常に高いレベルでの再建が求められる部位であります．

　今回の「手・上肢の組織損傷・欠損 治療マニュアル」においては，この分野において豊富な治療経験をお持ちで，臨床の第一線で活躍されている先生方に執筆をお願い致しました．各先生方には，治療法の選択から手術手技の要点をわかりやすく解説をお願いさせて頂いております．内容としても，切断肢再接着，指尖損傷に対する皮弁，手部デグロービング，熱傷，瘢痕拘縮，腫瘍切除後再建，皮弁採取部再建，神経再建，リンパ浮腫までと広範囲にわたって，その分野でのエキスパートに解説頂きました．

　本書が，手・上肢の治療を専門としようとする若い先生方だけではなく，それ以外の分野を広く治療されている経験豊富な先生方にとっても，治療マニュアルとして診療に役立てていただけることを願っております．

2016 年 5 月

松村　一

KEY WORDS INDEX

和文

― あ 行 ―
悪性軟部腫瘍 62

― か 行 ―
機能再建 62
局所皮弁 41
外科切除 54
腱移行 80

― さ 行 ―
再建 8,54
再接着 1
再接着中毒症 1
挫滅症候群 1
指尖部欠損 8
脂肪吸引術 88
手指 31
手指切断 1
手部切断 1
腫瘍 54
上肢再建 62
上肢再接着 1
上肢リンパ浮腫 88
植皮 31
植皮術 41
神経移植 80
神経再建 80
神経断裂 80
神経麻痺 80
神経誘導チューブ 80
人工真皮 8
スプリント 41
Z形成術 41
穿通枝皮弁 41
前腕 18,72

― た 行 ―
手 18,54,72
デグロービング損傷 18
ドナー 72

― な 行 ―
熱傷 31

― は 行 ―
瘢痕拘縮 41
皮弁 8,54
皮弁採取 72
複合移植 8
複合理学療法 88

― ま 行 ―
マイクロサージャリー 62

― や 行 ―
遊離皮弁 31
指 18,54

― ら 行 ―
リハビリテーション 31
リンパ管―静脈吻合術 88
リンパ節移植術 88

欧文

― A・B ―
amputated hand 1
artificial dermis 8
burns 31

― C・D ―
combine physical therapy；CPT 88
composite graft 8
crush syndrome 1
degloving injury 18
digital amputation 1
donor 72

― E～H ―
evidence based medicine 88
finger 18,54
fingertip defect 8
flap 8,54
flap harvesting 72
forearm 18,72
free flap 31
free skin graft 31
functional reconstruction 62
hand 18,54,72
hand and finger 31

― L～N ―
liposuction 88
local flap 41
lymphatico venous anastomosis 88
lymph node transfer 88
microsurgery 62
nerve conduit 80
nerve graft 80
nerve reconstruction 80
nerve rupture 80

― P・R ―
palsy 80
perforator flap 41
reconstruction 8,54
rehabilitation 31
replantation 1
replantation toxemia 1

― S・T ―
scar contracture 41
skin graft 41
soft tissue sarcoma 62
splint 41
surgical excision 54
tendon transfer 80
tumor 54

― U・Z ―
upper limb lymphedema 88
upper limb replantation 1
upper limbs reconstruction 62
Z-plasty 41

WRITERS FILE

ライターズファイル（五十音順）

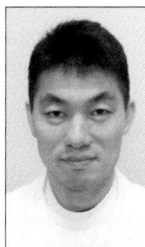
石河 利広
（いしこ としひろ）
1994年 滋賀医科大学卒業
 京都大学形成外科入局
 大津赤十字病院形成外科
1998年 島根県立中央病院形成外科
2000年 田附興風会北野病院
2001年 角谷整形外科病院
2005年 京都大学形成外科
2013年 大津赤十字病院形成外科

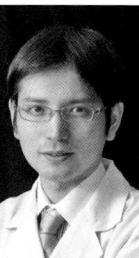
成島 三長
（なるしま みつなが）
2001年 三重大学卒業
2002年 済生会松阪総合病院
2003年 福島県立医科大学形成外科
2004年 名古屋第一赤十字病院形成外科
2005年 東京大学医学部附属病院形成外科，医員
2006年 同，助教
2015年 同，講師

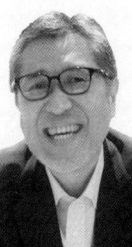
松村 一
（まつむら はじめ）
1987年 東京医科大学卒業
 国立東京第二病院外科
1989年 東京医科大学病院形成外科，臨床研究医
1993年 同，助手
1995年 Division of Plastic Surgery and Department of Surgery, University of Washington に留学
1997年 東京医科大学病院形成外科，助手
1998年 同，講師
2002年 同，助(准)教授
2008年 同，教授
2014年 同，主任教授

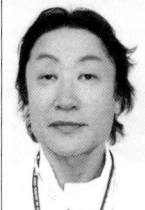
澤泉 雅之
（さわいずみ まさゆき）
1986年 東邦大学卒業
 同大学形成外科入局
1988年 札幌医科大学整形外科
1989年 東邦大学形成外科，助手
 癌研究会附属病院整形外科，非常勤嘱託
1997年 我孫子東邦病院形成外科，部長
2003年 東京手の外科・スポーツ医学研究所
2005年 癌研有明病院形成外科，医長
2009年 同，部長

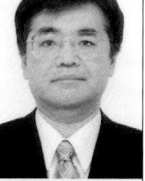
根本 充
（ねもと みつる）
1992年 北里大学卒業
 同大学病院，研修医
1994年 横浜市立市民病院外科
1996年 神奈川県立こども医療センター形成外科
1997年 北里大学病院形成外科，助手
2003年 埼玉成恵会病院・埼玉手の外科研究所，研修医
2004年 北里大学病院救命救急センター，助手
2008年 同大学医学部形成外科・美容外科，講師
2015年 同，准教授

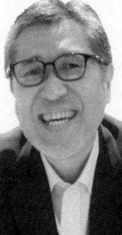
三上 太郎
（みかみ たろう）
1993年 横浜市立大学卒業
1995年 同大学附属病院形成外科入局
2014年 同大学医学部形成外科，講師

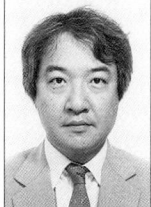
田中 克己
（たなか かつみ）
1984年 長崎大学卒業
 同大学形成外科入局
1988年 松江赤十字病院形成外科
1989年 大分中村病院形成外科
1992年 長崎大学形成外科，助手
1999年 同，講師
2003年 同，助教授
2008年 同，准教授
2015年 同，教授

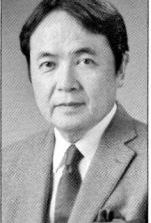
平瀬 雄一
（ひらせ ゆういち）
1982年 東京慈恵会医科大学卒業
 同大学形成外科入局
1986年 米国サンフランシスコデービスメディカルセンターに留学．Dr. Harry J. Buncke（バンキ）に師事
1992年 東京慈恵会医科大学，講師
1997年 東京大学柏病院形成外科，診療医長
2000年 埼玉成恵会病院形成外科（埼玉手の外科研究所），部長
2010年 四谷メディカルキューブ手の外科・マイクロサージャリーセンター，センター長

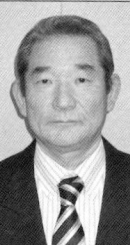
森岡 康祐
（もりおか こうすけ）
1986年 山形大学卒業
1987年 東京女子医科大学形成外科入局
1988年 日本医科大学救命救急センター
1989年 東京都立荏原病院外科
1990年 東京都立広尾病院形成外科
1991年 鹿児島市立病院形成外科
2008年 同，部長

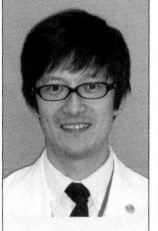
鳥谷部 荘八
（とりやべ そうはち）
1995年 秋田大学卒業
 平鹿総合病院，医員
1998年 東北大学形成外科入局
1999年 平鹿総合病院形成外科，医員
2001年 国立仙台病院形成外科，医師
2002年 (財)竹田綜合病院形成外科，医員
2004年 東北大学形成外科，助手
2006年 同，助教
2010年 (独)国立病院機構仙台医療センター形成外科手外科，医長

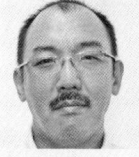
松浦 愼太郎
（まつうら しんたろう）
1985年 東京慈恵会医科大学卒業
1987年 同大学形成外科，助手
2000年 東京慈恵会医科大学，講師
2004年 町田市民病院形成外科，部長
2009年 東京慈恵会医科大学病院形成外科
2013年 同大学，准教授

CONTENTS

手・上肢の組織損傷・欠損治療マニュアル

編集／東京医科大学教授　松村　一

外傷・熱傷による組織損傷・欠損の治療：

上肢における再接着術……………………………………………………森岡康祐ほか　1

　　手指，手部の切断，および手関節より近位のいわゆる major amputation までの
　　上肢の再接着術について，適応，手技，機能予後などを概説した．

指尖部欠損に対する治療…………………………………………………根本　充ほか　8

　　指尖部欠損の治療は指の長さを維持し，疼痛のない指尖部に類似した組織で再建
　　することが大切である．

上肢デグロービング損傷の治療…………………………………………石河利広　18

　　創閉鎖を行うにあたり，解剖学的構造の違いにより病態が異なるため，MP 関節
　　部より末梢の指，手掌遠位部と中枢の手掌近位部，手背，前腕，上腕に分けて治
　　療方針を考慮しなければならない．

手背・手掌熱傷に対する治療……………………………………………田中克己　31

　　手指熱傷の治療は常に機能と整容の両者を意識したものでなければならない．そ
　　のためには保存療法と手術療法の適切な治療法とそのタイミングが重要となる．

手・上肢の瘢痕拘縮に対する治療………………………………………鳥谷部荘八　41

　　手指，上肢の瘢痕拘縮は機能の改善と整容的配慮の両者が重要である．再建部位
　　や欠損の大きさにより，様々なバリエーションがある．それぞれの症例に応じた
　　対応が必要である．

◆編集顧問／栗原邦弘　中島龍夫
◆編集主幹／百束比古　光嶋　勲　上田晃一

【ペパーズ】
PEPARS No.114/2016.6◆目次

腫瘍切除後の再建：

指・手部の腫瘍切除後の再建 …………………………………………松浦愼太郎　54

腫瘍切除後の再建は，欠損の部位，大きさ，深達度，周囲組織の合併損傷の有無などを考慮し，Reconstructive step に沿って局所皮弁，区域皮弁，遊離植皮，遠隔皮弁，遊離皮弁と順を追って皮弁を選択する．"The best tissue is the same tissue" は，手外科領域における皮弁選択の原則であり，類似した皮膚で被覆することが望ましい．

前腕・肘部・上肢の切除後の再建 ………………………………………澤泉雅之ほか　62

悪性軟部腫瘍における上肢の再建について，前腕，肘部，上腕の部位別に日常生活で目標となる機能について述べ，そのために必要となる皮弁選択の考え方，機能獲得の具体的なプロセスについて解説した．

手・上肢への皮弁採取後の再建 …………………………………………成島三長ほか　72

手・上肢への皮弁採取後には一次縫縮できない場合には他から欠損を被覆する必要があるが，その中で特に SCIP flap に関して述べる．

麻痺手や神経再建 ………………………………………………………平瀬雄一　80

神経損傷は筋の麻痺が確立する前に速やかに再建する．麻痺手は腱移行での再建を原則とする．

上肢リンパ浮腫に対する治療 ……………………………………………三上太郎ほか　88

本誌 No.22(2008 年)以後の知見と 2014 年版のリンパ浮腫診療ガイドラインをもとに，「上肢」のりンパ浮腫に対する治療について記載した．

ライターズファイル	前付 3
Key words index	前付 2
PEPARS　次号予告	98

「PEPARS®」とは Perspective Essential Plastic Aesthetic Reconstructive Surgery の頭文字より構成される造語．

図説 実践 手の外科治療

東京慈恵会医科大学前教授　栗原邦弘／著

2012年5月発行　オールカラー　B5判　262頁　定価8,000円+税

日常手の外科治療に必要な知識を詳細に解説！
手外科専門以外の先生方にもお読みいただきたい網羅的書籍！

<総論>
- I　手の外科診療の基本姿勢
- II　手の基本解剖・機能(手掌部・手背部の皮膚／手・指掌側皮線／手掌部 land mark と深部組織／感覚機能／破格筋／種子骨／副手根骨／基本肢位と運動)
- III　手の外科治療における補助診断(画像検査／その他の検査)
- IV　救急処置を必要とする手部損傷(全身管理を必要とする外傷／局所管理を必要とする外傷)
- V　手部損傷の治療原則(手部損傷の初期の対応／手部損傷の初期治療)

<実践編>
- I　皮膚軟部組織損傷(手指高度損傷／手袋状皮膚剥脱創(手袋状剥皮損傷)：degloving injury／指(手袋状)皮膚剥脱創：ring avulsion injury／指先部組織欠損)
- II　末節骨再建を必要とする手指部損傷(人工骨を用いた指先部再建／趾遊離複合組織移植による再建)
- III　手指部屈筋腱損傷(基礎的解剖と機能／手部屈筋腱損傷の診断／指屈筋腱断裂の治療／術後早期運動療法)
- IV　手指部伸筋腱損傷(指伸筋腱の解剖／保存療法／観血的療法／術後療法／手指伸筋腱の皮下断裂)
- V　末梢神経障害(診断／治療／橈骨神経損傷／正中神経損傷／尺骨神経損傷)
- VI　骨・関節の損傷(関節脱臼／骨折)
- VII　炎症性疾患(非感染性疾患／感染性疾患)
- VIII　手指の拘縮(皮膚性拘縮／阻血性拘縮，区画症候群／Dupuytren 拘縮)
- IX　手指部腫瘍(軟部腫瘍／骨腫瘍)
- X　特異疾患(爪甲の異常／特異な手・指損傷)

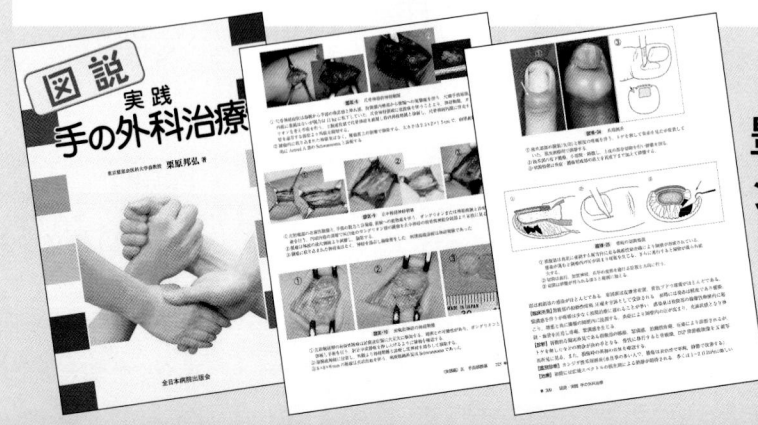

豊富な症例写真とシェーマで詳説！

㈱全日本病院出版会
〒113-0033　東京都文京区本郷 3-16-4
TEL：03-5689-5989　FAX：03-5689-8030

お求めはお近くの書店または弊社ホームページ(http://www.zenniti.com)まで！

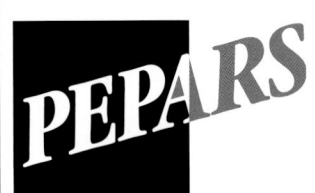

◆特集／手・上肢の組織損傷・欠損 治療マニュアル
外傷・熱傷による組織損傷・欠損の治療：
上肢における再接着術

森岡康祐[*1] 櫻井裕之[*2] 仲沢弘明[*3]

Key Words：再接着(replantation)，手指切断(digital amputation)，手部切断(amputated hand)，上肢再接着(upper limb replantation)，再接着中毒症(replantation toxemia)，挫滅症候群(crush syndrome)

Abstract 手指末節部切断(玉井分類 zone Ⅰ，Ⅱ)は日常診療において頻度が高く，生着後の整容的・機能的予後は良好で再接着術の積極的適応である．母指切断，多数指切断，小児例は再接着の絶対適応とされる．基節部切断(玉井分類 zone Ⅳ)では再接着後の機能予後は一般的に悪く，適応は慎重に判断する．中手骨レベルの切断は再接着の絶対適応であるが遠位中手骨レベルでは機能予後は不良である．手関節より近位部のいわゆる major amputation では，出血，replantation toxemia，crush syndrome など全身状態に影響を与える合併症に留意し，阻血時間の短縮と傷害組織の十分なデブリードマンが重要となる．前腕遠位部の鋭的切断以外では生着後の機能予後は悪いが，患者の満足度は高いとされている．

はじめに

マイクロサージャリーが形成外科において標準的な手技となった今日，再接着術は多くの施設で日常的に行われている．しかしながら，その適応，手技，後療法などに様々な問題を含み，機能的，整容的に良好な結果を得るのは決して易しくなく難易度の高い手技である．本稿では指尖部から上腕までの上肢における再接着術について概説する．

適 応

母指は対立機能の観点から再接着の絶対適応とされる(図1，2)[1]．指尖部切断は頻度が高く，血管が微小であるため血管吻合の難易度は高いが手術は比較的短時間で済み，整容的・機能的予後も良好であるため積極的な適応である[2](図1，3)．母指以外の基節部レベルでの切断は再接着後の機能予後が一般に不良である[3)4]．特に中・環・小指については，後述する profundus tendon blockage (Quadriga 症候群)により手のグリップ機能を損なう可能性があり再接着の適応は慎重に決定する[5](図1)．手にはジェスチャーやボディーランゲージなどコミュニケーションツールとしての一面もあり，多数指切断も再接着の絶対適応である(図4)．小児の指の血管は体の大きさの割に十分な太さを有し，良好な機能予後や再接着指の成長も期待でき絶対適応とされる[6](図2，5)．

手部切断は不全切断，完全切断を問わず，再接着術の絶対適応とされる[1)7](図1，5)．

手関節より近位のいわゆる major amputation は手指に比べてはるかに頻度は少なく，再接着の適応としてはまず全身状態と基礎疾患が手術に耐え得ることであり，切断肢の損傷状態から機能予後を推察して慎重に決定する[8]．前腕切断は外観が極端に短縮されなければ再接着を試みることが第1選択である[9](図1)．切断肢の阻血時間も考慮する必要があり replantation toxemia は温阻血

[*1] Kosuke MORIOKA，〒890-8760 鹿児島市上荒田町 37-1 鹿児島市立病院形成外科，部長
[*2] Hiroyuki SAKURAI，〒162-8666 東京都新宿区河田町 8-1 東京女子医科大学形成外科，教授
[*3] Hiroaki NAKAZAWA，〒173-8610 東京都板橋区大谷口上町 30-1 日本大学医学部形成外科，教授

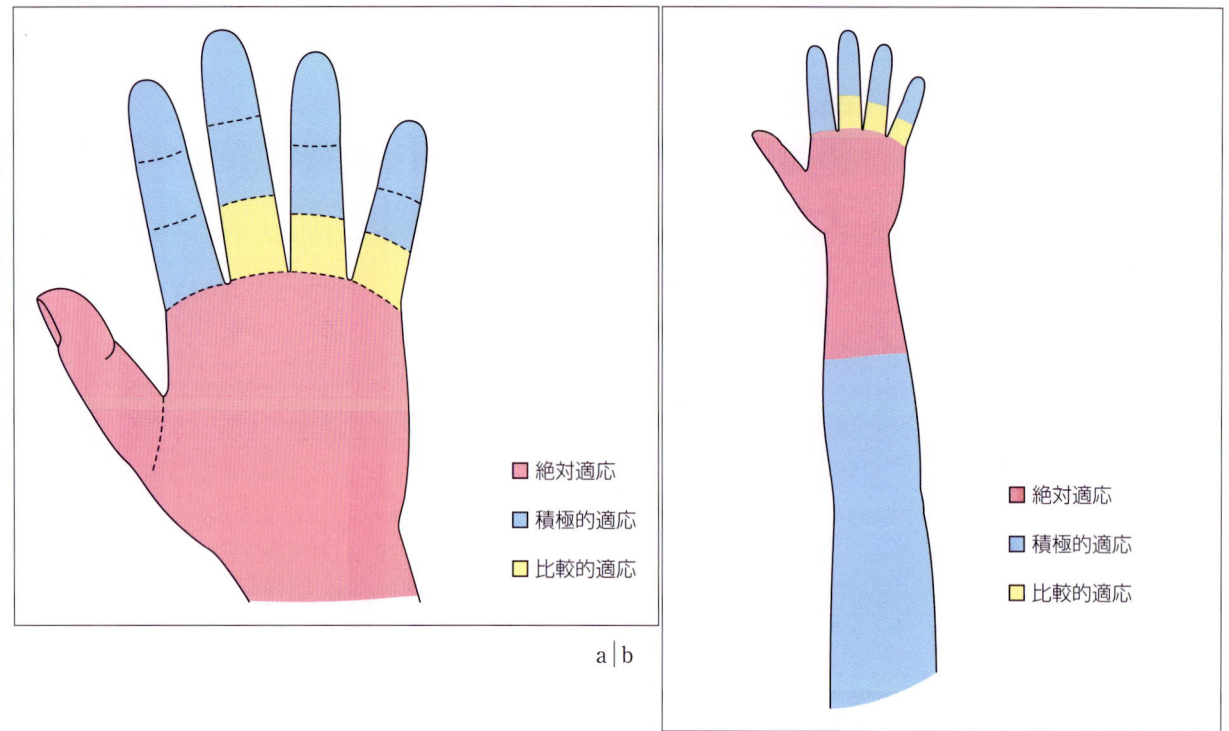

図 1. 切断部位と再接着の適応
a：手部における切断レベルと再接着術の適応．母指と手掌部は絶対適応であり，中・環・小指の基節部切断では慎重な検討を要する．
b：上肢における切断レベルと再接着術の適応．前腕遠位部切断は比較的良好な機能回復が期待できるとされ，手部と合わせて絶対適応と考えられる．

状態が 10 時間以上経過した後に再接着を行うと死に至らしめることもある合併症であり，crush syndrome は挫滅された筋肉から生じる myoglobin が関与する急性腎不全で[8]，術後管理に難渋することも多い．肘より中枢の切断で全阻血時間が 8 時間を超える時は極めて危険であると報告されている[10]．一般に断端部以外の挫滅が高度なものや多重切断は適応外とされるが[10]，筆者らは上肢の二重切断の再接着を経験した（図 6）．

再接着術の適応については，切断指の本数，損傷状態，患者の背景など，症例ごとに慎重に考慮されるべきで一概には論じ難いが，ここでは諸家の報告を参考にし，成人における手部および上肢の切断レベルと再接着術の適応の分類を試みた（図 1）．

手術手技

1．診　察

患者の初療の際に受傷状況や組織の損傷状態などから再接着の難易度を想定し，また機能予後を推定する．損傷状態を，鋭的切断（guillotine），局所挫滅切断（local crush），広範囲挫滅切断（extensive crush），引き抜き・剝脱切断（avulsion-degloving）と分類すると，特にロープなどによる引き抜き・剝脱切断では，血管損傷が予想以上に広範囲に及ぶ場合が多い[11]（図 2）．

2．麻酔・デブリードマン

通常の切断指再接着術であれば，腋窩神経ブロックで行うことが多いが，小児，多数指切断，手部より近位では全身麻酔で行う．麻酔後に創部をブラッシングし異物などを除去して清浄化する．

手関節より中枢の major amputation では切断部組織の壊死，術後の拘縮，癒着を防ぐために十分に挫滅組織を切除して短縮する．損傷組織は取り残すと replantation toxemia や感染，瘢痕拘縮や癒着を引き起こす．成績の向上のためには阻血時間の短縮と十分なデブリードマンが重要である[10]．

3．動脈の剝離・同定

手指ではまず近位断端を観察してネラトンカテーテルを用いた駆血下に動脈断端から中枢部へ剝離する．十分に健常部まで露出するために側正中切開やジグザグ切開を加えることが多い．切断面での動脈の同定に難渋する場合は，時間の浪費と組織の損傷を避けるために補助切開を加え，まず健常部で神経血管束を同定して末梢へと剝離する[12]．同定した指動脈は 10-0 ナイロン糸などでマーキングしておく．切断指の動脈も同様に同定するが，指尖部切断で distal transverse palmar arch 以遠の terminal branch は，末節骨掌側直下の皮下組織内に透明な管腔構造物として見つかる．

4．骨固定，腱縫合，神経縫合

骨固定は Kirschner 鋼線を 1 本用いた pinning ないし 2 本での crisscross pinning などを用いて固定している．屈筋腱は 5-0 ないし 4-0 ループ針を用いて 4-strand 縫合を行い，伸筋腱は主に Kessler 法かマットレス縫合を行う．神経は 10-0 ナイロン糸で神経上膜縫合を行う．神経損傷が著しい場合も，神経断端を可及的に縫合しておく．指神経の欠損部に対して筆者らは一期的な神経移植は行っていないが，人工神経の移植も選択肢となり得る[13]．

手関節より中枢では切断部の骨を短縮し，骨接合はプレートか Kirschner 鋼線で行う．筋肉は腱部を引き寄せて強固に縫合し，筋肉自体はデブリードマン後に軽く引き寄せる．神経修復は骨短縮で可能なら端々縫合を行うが，欠損がある場合は神経交叉縫合や端側縫合などを選択する．

5．動脈・静脈吻合

マーキングされた動脈断端を観察し内膜が健常な部位まで，特に近位断端は勢いのある出血を認める部位までのデブリードマンが望ましい．吻合はなるべくダブルクリップで固定して行い，血管の長さが足りない，もしくは緊張が強い場合はためらわずに静脈移植を考慮する．移植静脈は手関節部屈側か母指球部から採取する．静脈は背側皮下でなるべく 2 本以上吻合する．皮膚縫合はゆるめに行い，皮膚欠損部には分層植皮などを行う．

中手骨レベルの切断，すなわち deep palmar arch 遠位では動脈は細く立体的に分岐するが，手関節から deep palmar arch までの手根部切断は比較的太い 2 本の動脈の再建でよく，神経もまとまっており手技的に易しい[7]．

Major amputation では血管修復は主要動脈 1 本と伴走静脈，太い表在静脈の吻合が最低限必要である[10]．皮膚欠損や腫脹で創閉鎖が困難な時は血管・神経・骨は皮弁などの健常皮膚で覆い，他は人工真皮移植などを行い後日閉鎖する．

術後管理

ドレッシングは創部にソフラチュール®ガーゼ（サノフィ・アベンティス製，フランス）を貼付し，ガーゼをゆるめに巻く．再接着指の先端は観察できるように露出する．手は機能的肢位で前腕から指先までシーネ固定として患肢は挙上とする．術後 24 時間は 1 時間ごとに，その後は定期的に数日間，指の色調と capillary refilling のチェックを行う．指尖部切断で静脈の吻合ができなかった症例には，爪床の上皮を一部切除してヘパリンガーゼをあてて瀉血を行い，うっ血に対処する．術後は過度の床上安静はせず，患肢挙上位での肩関節運動やトイレ歩行は許可している．健常指は術後から動かして関節拘縮を予防する．術後 1 週間はプロスタグランディン E_1 製剤 120 μU/日の投与を行う．

Major amputation では術直後の出血と再灌流症候群に注意を払う．二次的追加手術として皮弁移植，植皮，神経移植，腱剝離，腱移行，腱移植，腱固定などが行われることがある[8]．

機能予後

基節部レベルの切断では機能予後は一般に不良である[3,4]．中・環・小指の基節部での切断では再接着指の屈曲制限が，深指屈筋腱で連続する隣接健常指の屈曲を障害する profundus tendon blockage（Quadriga 症候群）の結果，手のグリッ

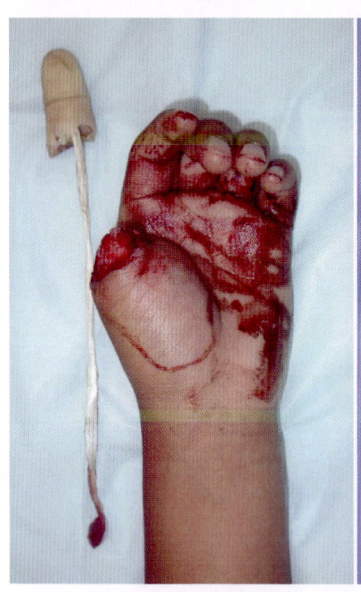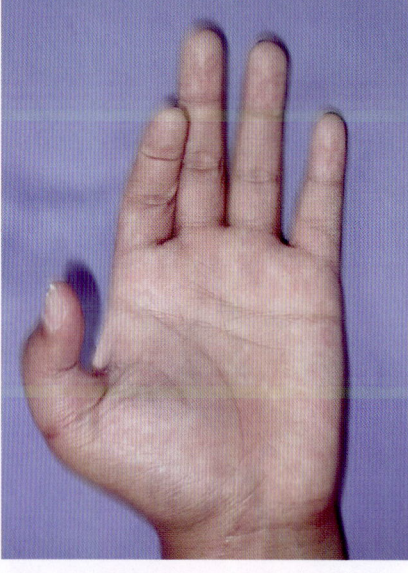

図 2.
症例 1：8 歳，男児
　a：左母指の引き抜き切断．長母指屈筋腱は一期的に再建した．
　b：再接着術後 1 年の屈曲時の所見

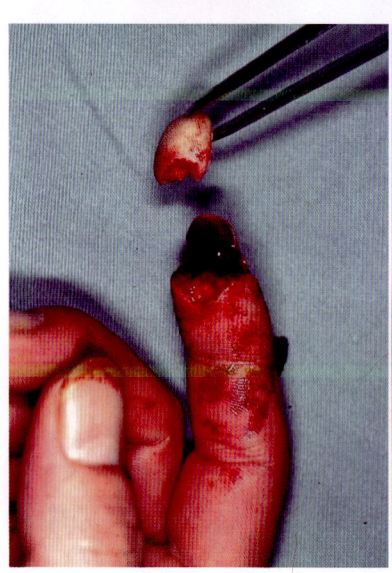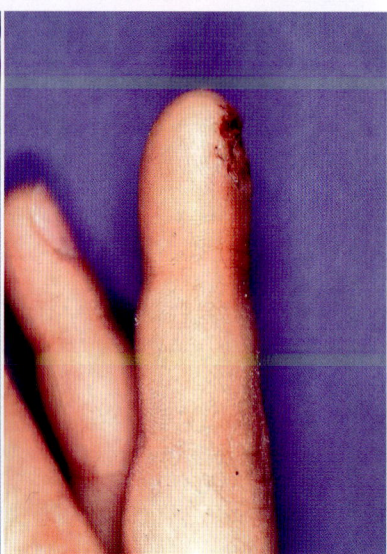

図 3.
症例 2：32 歳，男性
　a：右示指尖部切断．玉井分類 zone Ⅰ，石川分類 subzone Ⅱ
　　Terminal branch 1 本を吻合した．
　b：術後 1 か月の所見

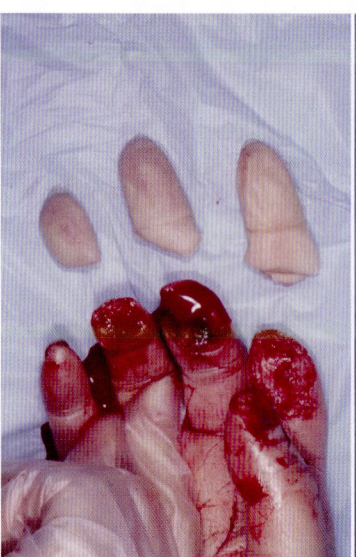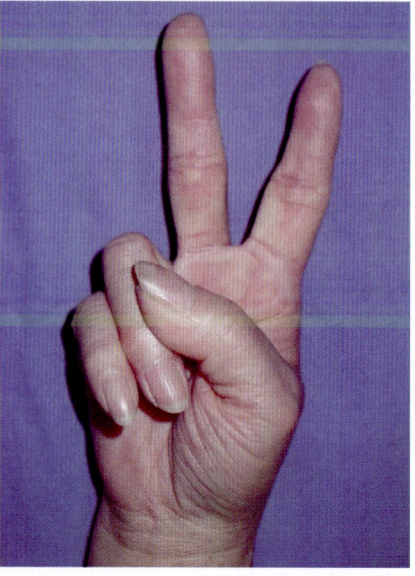

図 4.
症例 3：54 歳，女性
　a：右示指・中指・環指の鋭的切断
　b：術後 1 年の所見．V サインなどの手のジェスチャーも可能である．

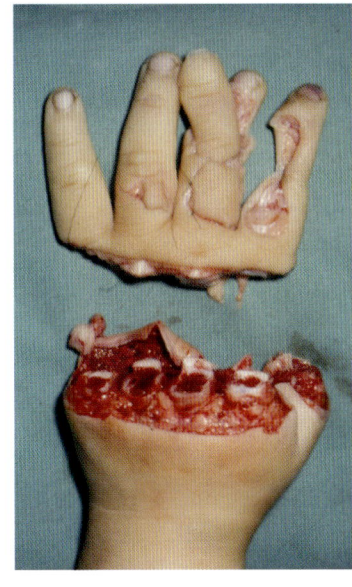
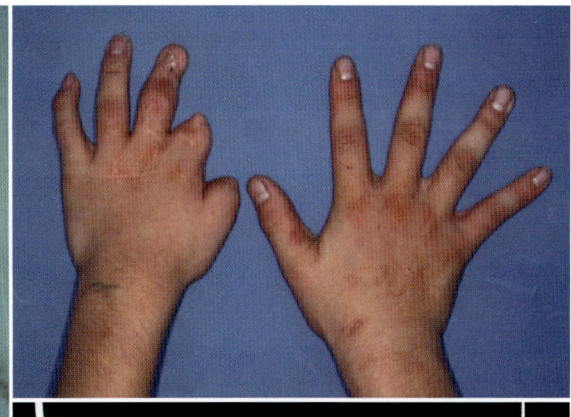
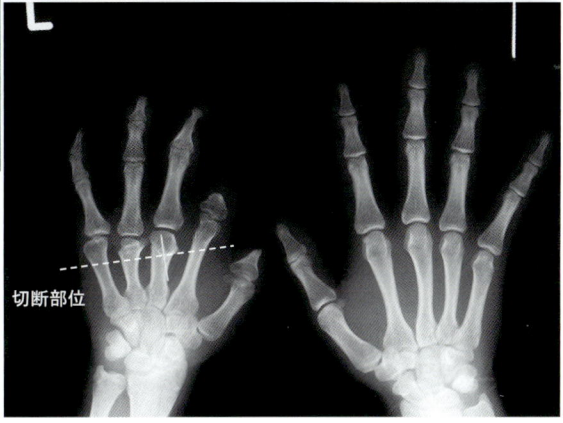

図 5.
症例 4：2 歳 5 か月，男児
　a：左手中手骨レベルの切断．基節部で切断された母指は回収されなかった．
　b：術後 13 年 5 か月の所見．患肢は日常よく使用されている．
　c：術後 13 年 5 か月の X 線写真．再接着部位の指骨に成長を認める．

プ機能を損なうこともあるので再接着の適応は慎重に決定する[14]．小児では機能回復が予想以上に良好なことがあり，再接着指の成長も期待できる[6]（図 2，5）．

手部では中手骨レベルの遠位切断の機能予後は悪く，intrinsic muscle の機能の有無が予後に強く影響するとされている[7]．

Major amputation では前腕遠位側での鋭的切断の機能予後は比較的よいが，上腕，前腕ともに近位側の切断では神経再生に必要な距離が長くなるため感覚や運動の回復は劣り，阻血に弱い筋肉が増えることから機能予後は不良である．多くは広範囲挫滅切断や引き抜き・剝脱損傷であることも機能予後に影響する[10]．しかし知覚・運動機能とも十分な回復は得られなくても日常生活には有用で，整容面でも切断や義手に勝り患者の満足度は高く機能的成績とは必ずしも一致しない[3)15]（図 6）．

症　例

症例 1：8 歳，男児．左母指引き抜き切断

木登り中に左母指にロープを巻きつけ，落下した際に受傷した（図 2-a）．挫滅の程度は肉眼的には軽度の印象であったが，動脈損傷は広範囲に及び，3 cm の静脈移植を行って血流を再開し得た．引き抜かれた長母指屈筋腱を一期的に再建し，母指の屈曲・伸展は可能である（図 2-b）．

症例 2：32 歳，男性．右示指尖部切断

作業中に機械で受傷した玉井分類 zone Ⅰ，石川分類 subzone Ⅱ の切断であり，terminal branch 1 本を 11-0 ナイロン 4 針で吻合した（図 3-a）．術後はうっ血も呈さずに生着した（図 3-b）．

症例 3：54 歳，女性．右示指，中指，環指切断

綿の加工機械による右手多数指の鋭的切断を受傷した（図 4-a）．それぞれ動脈，静脈，神経，腱の再建を行い全指が生着し，V サインなどの手のジェスチャーも可能となった（図 4-b）．

症例 4：2 歳 5 か月，男児．左全指切断

草刈機にて左全指切断を受傷し，母指は回収されなかった（図 5-a）．術後 13 年 5 か月では再接着部の機能も良好で有用な手となっていた（図 5-b）．再接着指の指骨にも成長を認める（図 5-c）．

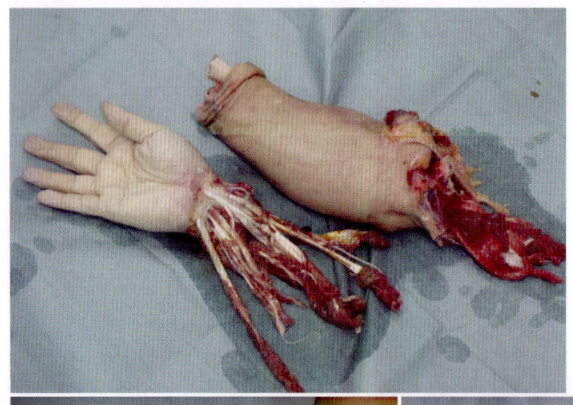

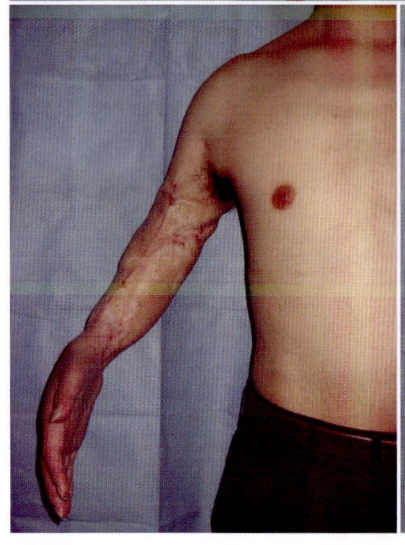 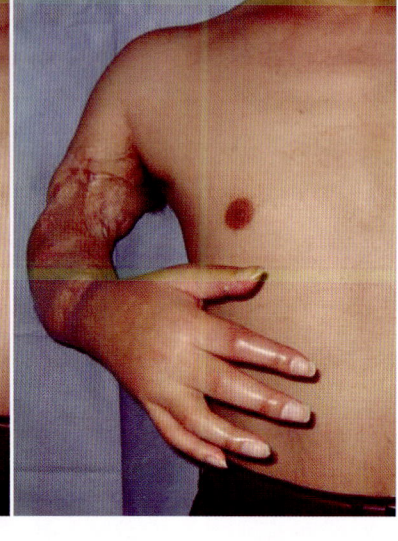

図 6.
症例 5：37 歳，男性
a：右上腕遠位 1/3，前腕遠位 1/3 の二重切断．前腕は引き抜き切断を呈している．
b：受傷後 2 年 6 か月の所見．肘関節伸展は−10°である．
c：肘関節は上腕二頭筋などの皮下組織を介して 80°の屈曲が可能である．

症例 5：37 歳，男性．右上肢二重切断

　ゴンドラでビル清掃中，ゴンドラのワイヤーに巻き込まれて受傷した．前腕は遠位 1/3 で引き抜かれ，上腕は遠位 1/3 で切断されていた（図 6-a）．創外固定器で骨接合を行い，筋・腱の再建はせずに正中神経のみを縫合した．上腕二頭筋と皮下組織を介して肘関節 80°の屈曲が可能で，生まれた子供を抱くことができ，患者の満足度は高い（図 6-b，c）．

まとめ

　切断指再接着においては，効率よく確実な血流の再開を得ることが肝要である．それには動脈を健常部まで露出して，必要があればためらわずに静脈移植を行う．中・環・小指の基節部切断では再接着の適応を慎重に決定する．中手骨レベルの切断は再接着の絶対適応であるが機能予後は悪い．Major amputation では前腕遠位の鋭的切断の機能予後は比較的良好だが，それ以外では機能予後は不良である．

参考文献

1) Kleinert, H. E., et al.：Digital replantation-selection, technique, and results. Orthop Clin North Am. 8：309-318, 1977.
2) 伊東　大ほか：指尖部切断再接着症例の検討．日本マイクロ会誌. 20：108-114, 2007.
   Summary　指尖部切断再接着 15 例 17 指について損傷状態，手術時間，患者満足度などを評価し，指尖部再接着の適応について検討した．
3) 服部泰典ほか：基節骨レベルの切断指再接着術の術後成績．日本マイクロ会誌. 22：301-305, 2009.
   Summary　基節骨レベルの切断指再接着 13 例 15 指における問題点と，早期可動域訓練など積極的な術後療法の必要性などの考察．
4) 森谷浩治ほか：再接着指の後療法における課題．日本マイクロ会誌. 22：306-312, 2009.
   Summary　Zone Ⅳ，Ⅴ切断症例 19 例 28 指の

機能評価を行い，後療法と手術操作の課題について検討した．

5) 森岡康祐ほか：【私はこうしている―微小血管吻合法―】切断指再接着．形成外科．**55**：941-949，2012．

6) 森岡康祐ほか：【小児のマイクロサージャリー】小児切断手・指再接着術の長期経過観察からの検討．形成外科．**48**：837-847，2005．
Summary 小児切断手・指再接着 21 例 33 指についての術後中長期の機能予後と骨成長についての評価．

7) 渡辺博義ほか：完全手部切断再接着例の検討．日手会誌．**8**：210-216，1991．
Summary 完全手部切断再接着症例 14 例 15 手についての切断レベルと手術難易度および機能回復の検討．

8) 石川浩三：【手の新鮮外傷治療マニュアル】上肢の Major Amputation. MB Orthop. **15**：26-34，2002．
Summary 上肢切断 12 例の機能予後の評価と，再建における留意点の考察．

9) 吉津孝衛：前腕切断―再接着例の検討．整・災外．**33**：1361-1370，1990．
Summary 前腕切断再接着症例 15 例について，遠位部切断と近位部切断に分けた術後成績の比較検討．

10) 酒井和裕ほか：前腕より中枢での上肢切断再接着．整・災外．**58**：543-550，2015．
Summary 上肢切断再接着における問題点と再建手術手技についての詳述．

11) 亀井 航ほか：ロープによる手指切断症例の検討．日本マイクロ会誌．**29**：14-21，2016．

12) 石川浩三：【四肢の形成手術】切断指の再接着．形成外科．**45**：S75-S82，2002．

13) 中島英親：マイクロサージャリーに関する最近の話題 神経再生誘導チューブ（ナーブリッジ）の臨床応用．医学のあゆみ．**4**：291-296，2015．

14) Neu, B. R., et al.：Profundus tendon blockage：Quadriga in finger amputation. J Hand Surg. **10**：878-883, 1985.
Summary 手指切断後に生じる Quadriga 症候群の機序とその対策．

15) 児玉 祥ほか：上肢完全切断再接着症例の検討．日本マイクロ会誌．**18**：62-66，2005．
Summary 上肢完全切断再接着症例 15 例についての機能予後調査，および機能回復状況，日常生活における有用性についての考察．

◆特集／手・上肢の組織損傷・欠損 治療マニュアル

外傷・熱傷による組織損傷・欠損の治療：指尖部欠損に対する治療

根本　充[*1]　熊澤憲一[*2]　武田　啓[*3]

Key Words：指尖部欠損(fingertip defect)，複合移植(composite graft)，人工真皮(artificial dermis)，再建(reconstruction)，皮弁(flap)

Abstract　指尖部損傷は頻度の高い外傷であり，切断された組織を利用した再接着や複合移植，全層植皮術が治療の原則である．しかし，切断された組織を利用できない場合には組織欠損の程度に応じて様々な治療法がある．治療法を選択するためには組織欠損状態を的確に把握することが重要であり，手指末節の切断部位を区分した石川 Subzone 分類や切断方向を区分した Atasoy 分類は指尖部欠損状態を把握するための有用な分類法である．指尖部欠損の治療目標は末節骨の短縮を最小限にして指の長さを維持し，疼痛のない指尖部に類似した組織で再建することである．理想的な指尖部再建を行うためには手の機能や整容性，皮弁採取部の犠牲を考慮した治療法を選択しなければならない．

はじめに

　指尖部損傷の治療は切断された組織を利用した再接着や複合移植，全層植皮術を原則にしているが，切断された組織が利用できない場合には皮弁を中心にした再建法を選択している．指尖部欠損の再建は末節骨の短縮を最小限にして指の長さを維持し，疼痛のない指尖部に類似した組織で再建することが理想である．本稿では指尖部欠損を形態的に評価する上で重要な切断分類について述べ，次いで保存治療や切断された組織を利用した治療，皮弁による再建法について紹介する．

指尖部欠損の評価

　指尖部の形態的な欠損状態は手指末節の切断部位分類や切断方向分類に準じて把握すると理解しやすい．我々は切断部位分類では石川 Subzone 分類[1]（図 1）に準じ，切断方向分類では Atasoy 分

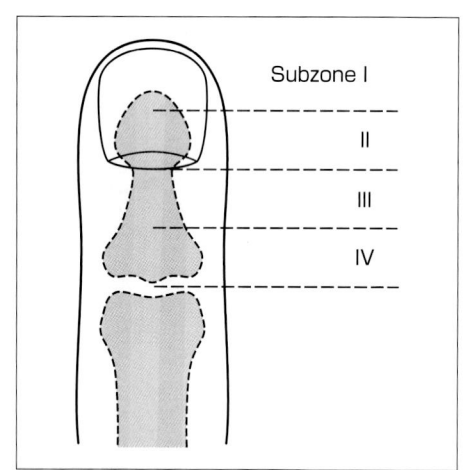

図 1．石川 Subzone 分類

類[2]（図 2）に準じて指尖部の形態的な欠損状態を評価している．

指尖部欠損の治療

1．保存治療

　皮下脂肪組織が露出した程度の指尖部欠損では，包帯交換時の疼痛を軽減するためにも汚染創でなければ人工真皮や創傷被覆材で被覆している．人工真皮や創傷被覆材での被覆は創部の観察が不十分になりがちなので，感染に注意しながら

[*1] Mitsuru NEMOTO，〒252-0375　相模原市南区北里 1-15-1　北里大学医学部形成外科・美容外科，准教授
[*2] Kenichi KUMAZAWA，同，講師
[*3] Akira TAKEDA，同，主任教授

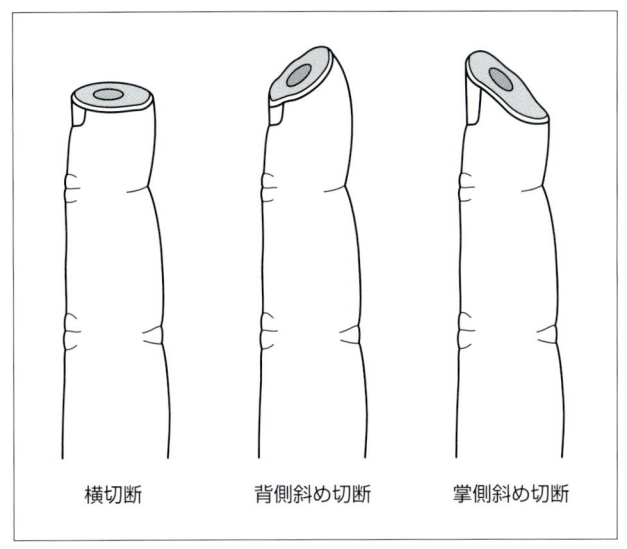

図 2. Atasoy 分類

横切断　背側斜め切断　掌側斜め切断

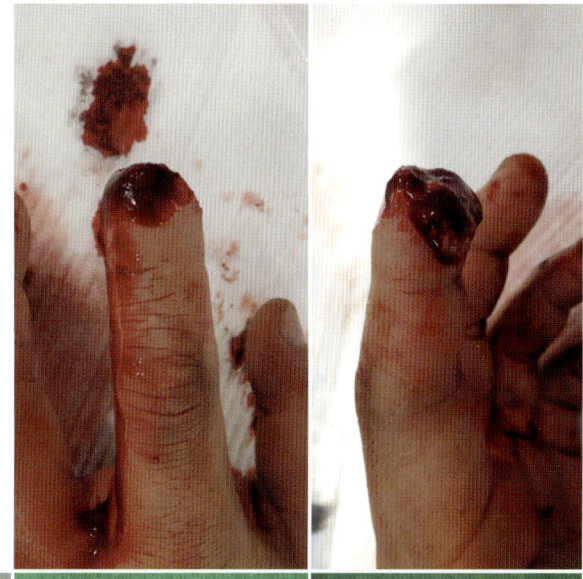
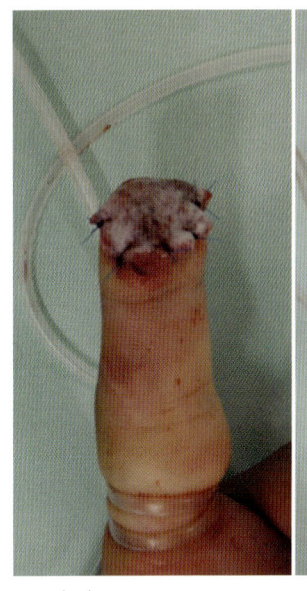
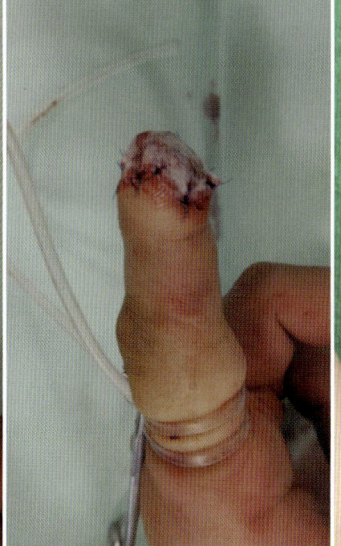
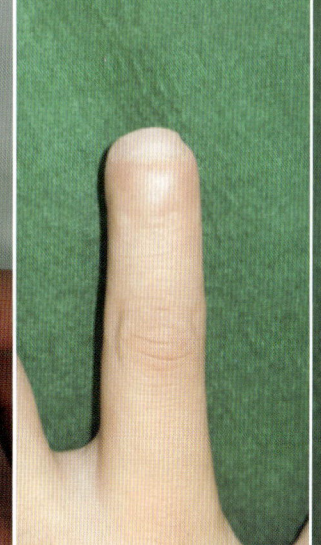
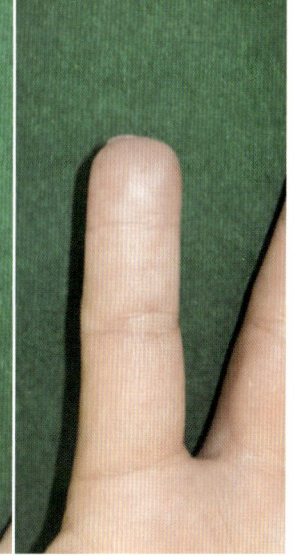

a	b
c	d
e	f

図 3. 症例 1：31 歳, 男性

a：来院時背側　　　　　　　　　　b：来院時側面
c：指ブロック下に人工真皮を貼付した．　d：人工真皮貼付時側面
e：術後 3 か月背側　　　　　　　　f：術後 3 か月掌側

上皮化を待つ．

症例 1：31 歳, 男性

ワイヤーで鉄骨を吊り上げる際, 左示指を鉄骨に挟んで指尖部を切断した．来院時, 左示指の切断部位は石川 Subzone 分類 II～III で切断方向は掌側斜め切断の状態であった(図 3-a, b)．切断された指尖部組織は圧挫が強く, 再接着や複合移植は困難であった．左示指指尖部断端は皮下脂肪組織が比較的温存されていたのに加え, 患者本人が皮弁による再建を希望しなかったため, 指尖部断端を人工真皮で被覆して上皮化を待つことになった(図 3-c, d)．術後 13 日目にシリコン膜を除去し以後は軟膏を塗布して経過を観察した．指尖部断端は術後約 6 週で上皮化し, 爪変形の少ない左示指指尖部形態が得られた(図 3-e, f)．

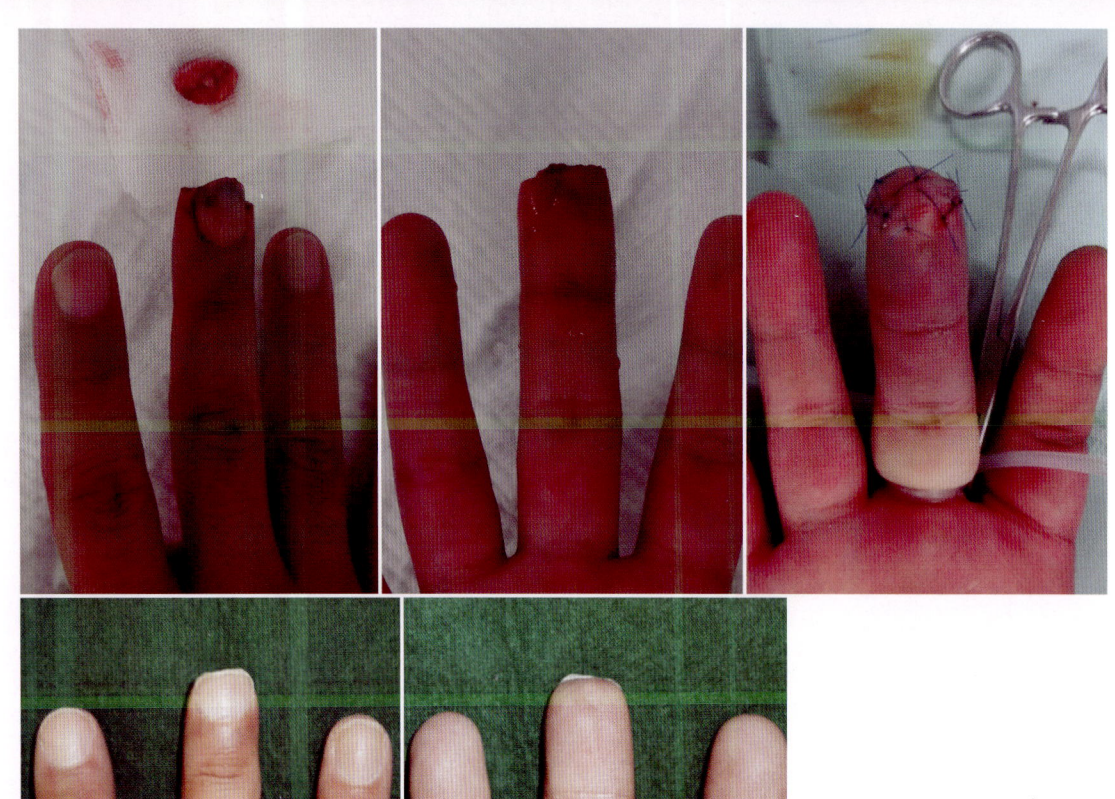

図 4. 症例 2：36 歳，男性
a：来院時背側　　b：来院時掌側　　c：複合移植終了時　　d, e：術後 5 か月

2. 手　術

A. 複合移植

　切断された組織を利用する方法である．切断された組織が小さく，血管吻合による再接着術が行えない場合に複合移植を行う．生着率を高めるために切断組織の減量を行ってもよい．

　症例 2：36 歳，男性

　落ちてきた鉄パイプに右手を手袋ごと挟まれ引き抜いたところ，右中指指尖部を切断した．来院時，右中指の切断部位は石川 Subzone 分類 I であり，切断方向は横切断の状態であった(図 4-a, b)．切断された組織の切断面をデブリードマンし，指ブロック下に複合移植を行った(図 4-c)．複合移植を行った組織は概ね生着した(図 4-d, e)．

B. 植皮術

　浅い指尖部欠損で比較的欠損範囲の広い症例に対して適応になる．切断された組織が利用できない場合には人工真皮や創傷被覆材で一時的に被覆して肉芽形成を待って植皮術を行っている．採皮部は指尖部の皮膚性状に近づけるために小指球尺側から全層または分層で採皮，もしくは手関節屈側から全層で採皮して植皮を行っている．

C. 皮　弁

　切断された組織が再接着や複合移植に利用できず，保存治療や植皮による被覆では対応できない指尖部欠損が適応になる．指尖部に似た組織で再

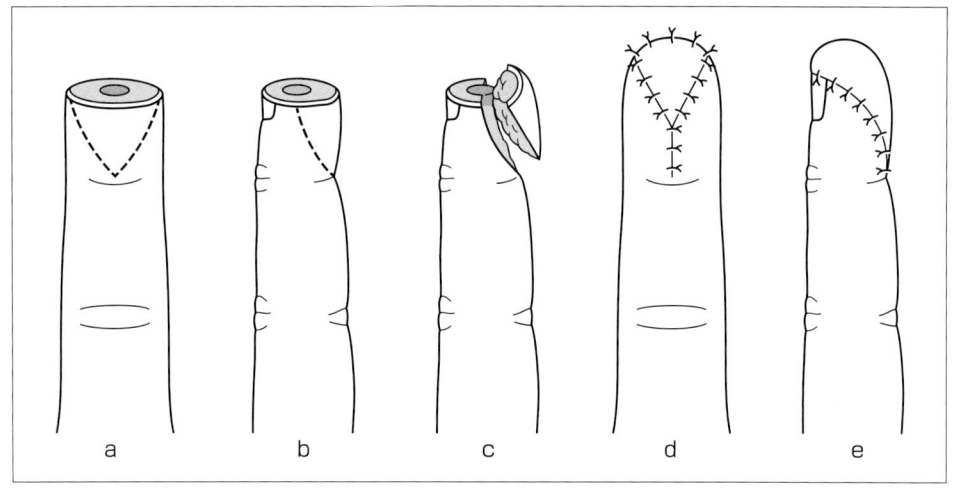

図 5. 掌側 VY 前進皮弁シェーマ
a：掌側デザイン．三角皮弁の底辺は爪甲幅とし，頂点は遠位指節間皮線を越えないようにする．
b：側面デザイン
c：皮弁挙上時
d：手術終了時掌側
e：手術終了時側面

建することを原則にすると指尖部欠損に隣接している組織からの局所皮弁や同一指からの皮弁が第一選択になる．同一指内での皮弁で対応できない場合には隣接指や手掌部からの区域皮弁を考慮する．複数指や広範な欠損の場合には腹壁皮弁や鼠径皮弁の遠隔皮弁，遊離皮弁の適応を考慮する．実際に皮弁を選択する場合には，指尖部欠損の部位，方向，範囲から適切な皮弁を選び，欠損部を被覆することになる．爪床が残っていても末節骨欠損の程度によって，爪変形が起こるので末節骨の短縮は最小限にした方がよい．我々が指尖部欠損の再建に用いている皮弁について紹介する．

1）同一指からの皮弁

a）局所皮弁

掌側 VY 前進皮弁（Tranquilli-Leali[3]）と側方 VY 前進皮弁（Kutler[4]）の 2 つがある．これら 2 つのうち側方 VY 前進皮弁（Kutler）は側方への移動距離が短い．指尖部に残された皮膚から 2 枚の皮弁を用いても正中縫合部の緊張が強くなり，正中部を開放創にしなければならないことが多いので適応することは少ない．よって，ここでは掌側 VY 前進皮弁（Tranquilli-Leali）のみを紹介する．

① **掌側 VY 前進皮弁（Tranquilli-Leali）**（図 5）

切断部位は石川 Subzone 分類 I～II まで，切断方向は横方向と背側斜め方向が適応になる．三角皮弁は底辺を爪甲幅として頂点が遠位指皮線に切開線がかからないようにデザインする．止血帯下に皮膚切開を入れて，末梢側の切断面から骨膜上に皮弁を挙上する．皮弁を骨膜上で十分に剝離した後，皮弁を縫合し止血帯を解除する．皮弁への血流を確認し，皮膚縫合の緊張が強いようであれば，縫合糸の一部を抜糸する．開放創はそのまま自然閉鎖を待つか，人工真皮で被覆して上皮化を待ってもよい．

② **掌側前進皮弁（Bang[5]，Kojima[6]）**（図 6）

切断部位は石川 Subzone 分類 III～IV，切断方向は掌側斜め切断，横切断が適応である．皮弁は切断面から両側側正中線を通り，欠損の大きさに合わせて手掌指皮線の末梢か中枢に V-Y 形成術を行えるようにデザインする．止血帯下に末梢側から両側側正中線に合わせて皮膚切開を入れていく．両側の神経血管束を確認した後，指動脈の背側への分枝を温存しながら腱鞘上で皮弁を剝離していく．挙上した皮弁を欠損部へ仮縫合し，止血帯を解除して止血と皮弁への血流を確認する．皮

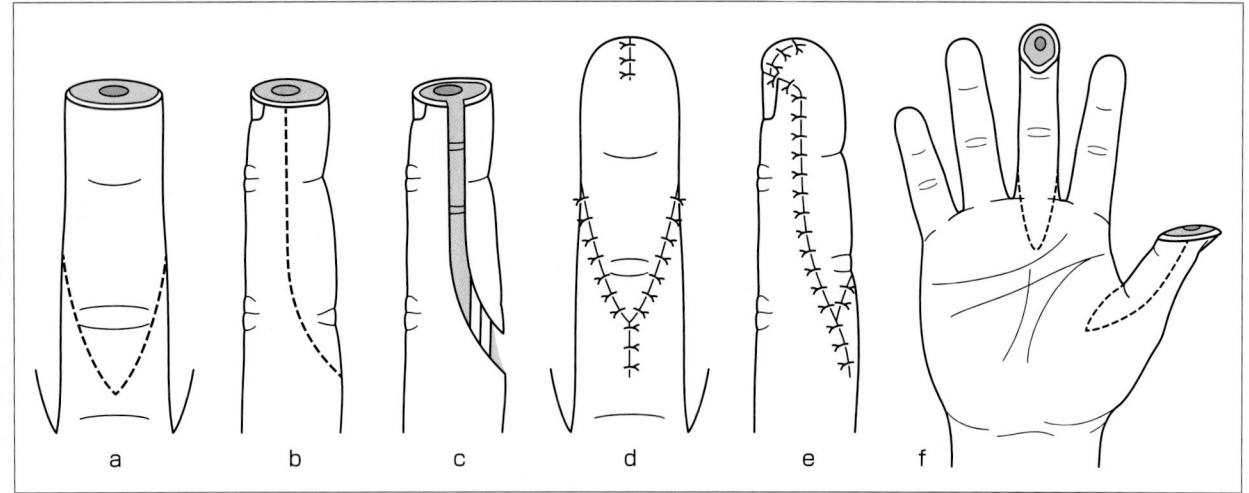

図 6. 掌側前進皮弁シェーマ
a：掌側デザイン
b：側面デザイン
c：皮弁挙上時．神経血管束の剝離操作時には指動脈の 2～3 本の背側枝を温存する．
d：手術終了時掌側
e：手術終了時側面
f：大きな指尖部欠損に対するデザイン．三角皮弁の頂点は縫合線が手掌指節皮線と
　交差しないようにデザインする．

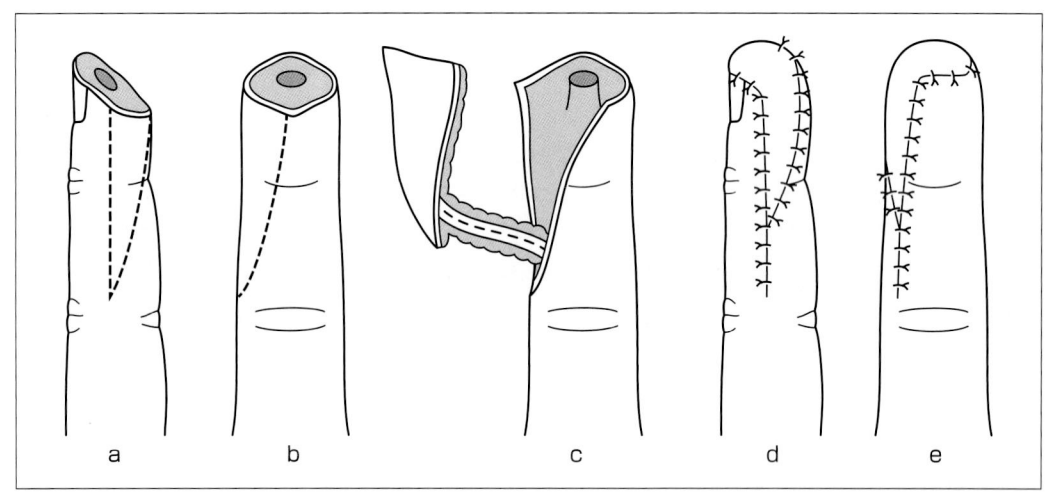

図 7. Oblique triangular flap シェーマ
a：側面デザイン．三角皮弁の底辺は対側切断面の幅に合わせ，頂点は切断面が大きいほど近位
　指節間皮線に近づく．
b：掌側デザイン
c：皮弁挙上時．クリーランド靱帯やグレイソン靱帯を丁寧に切離して神経血管束を剝離する．
d：手術終了時側面
e：手術終了時掌側

弁への緊張が強く，血流障害を起こしているようであれば，神経血管束の追加剝離を中枢側へ進め，皮弁への緊張を軽減させる．皮弁に起因する瘢痕拘縮を防ぐため，V-Y 形成術は手掌皮線や近位指節間皮線に交差しないように縫合する．

③ Oblique triangular flap（Venkataswami[7]）
（図 7）

切断部位は石川 Subzone 分類Ⅲ程度で，切断方向は背側斜め切断や横切断に適応がある．三角皮弁底辺の幅は皮弁を前進させたい方向の対側切

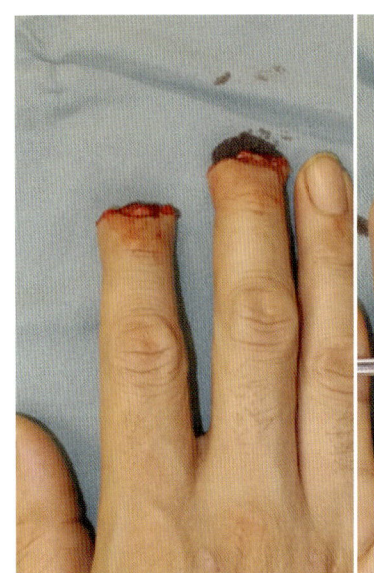
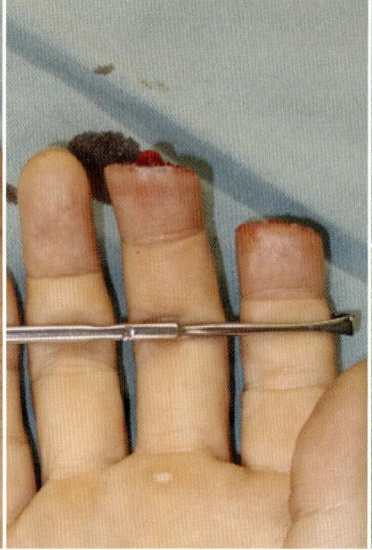
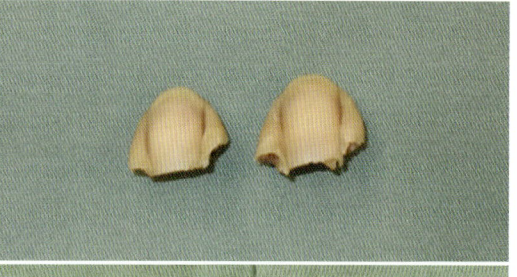
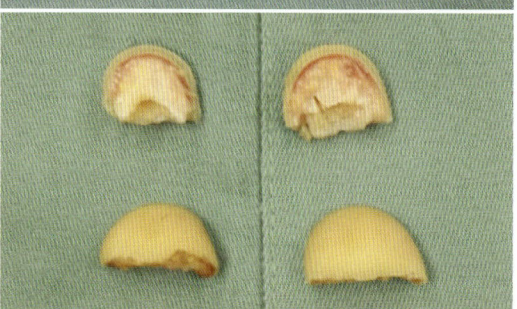
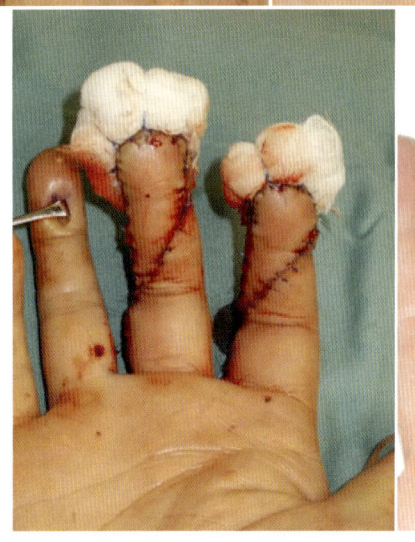
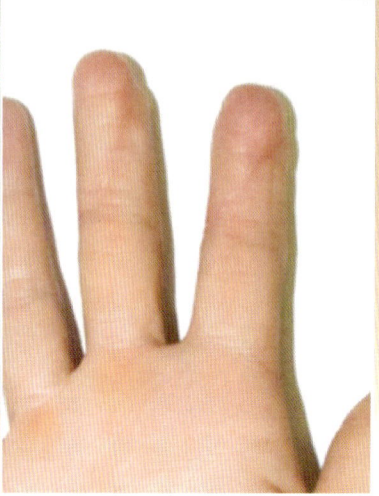
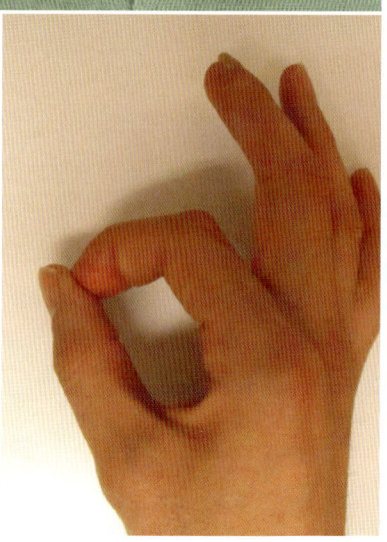

a	b	c
e	f	d
		g

図 8. 症例 3：36 歳，男性
a：来院時背側　　　　　　　b：来院時掌側
c：切断された右示指，中指　d：複合移植のため分割された切断指
e：Graft on flap 終了時　　　f：術後 8 か月掌側
g：術後 8 か月側面

断面の幅と同じとし，側正中線と掌側からの線で不等辺三角形の皮弁をデザインする．止血帯下に，背側の切開線である側正中線から皮膚切開を入れて，腱鞘上を剥離して神経血管束を皮弁内に含める．術後疼痛予防のため，皮弁は末梢側断端が指尖部の接触面に一致しないように十分に移行させる．縫合時の緊張が強い場合には，神経血管束の剥離を中枢側まで進め，必要に応じて指動脈の分枝を切離する．欠損が大きい場合には指節間関節を軽度屈曲位にしなければならないことがある．

軽度屈曲位での固定期間は術後 7～10 日間までとし，可動域訓練を開始する．屈曲拘縮が生じそうな場合には，伸展装具の装着も検討しておく．

症例 3：36 歳，男性

ベルトコンベアーに挟まれて右示指，中指を切断した．来院時，右示指，中指ともに切断部位は石川 Subzone 分類 II で，切断方向は背側斜め切断であった(図 8-a，b)．切断指の再接着は困難であり，複合移植を行うことにした．複合移植の生着率を高めるために平瀬ら[8]が報告した Oblique

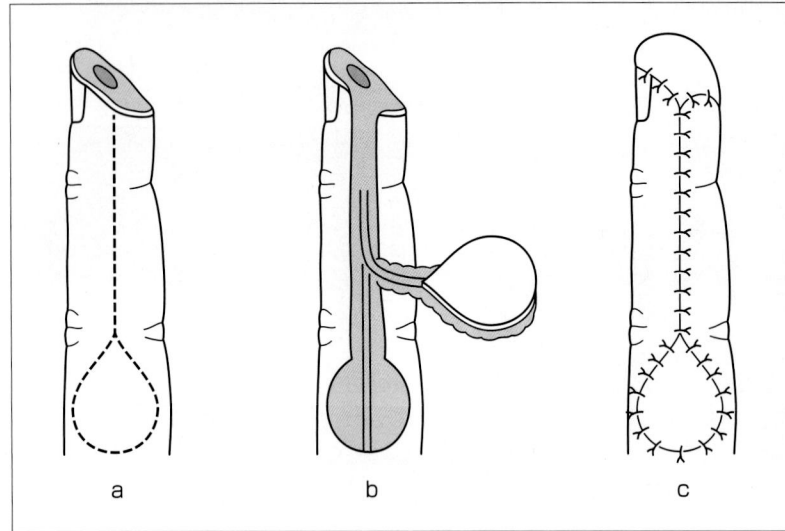

図 9.
逆行性指動脈皮弁シェーマ
 a：皮弁デザイン．側正中線に合わせて皮弁末梢側は三角皮弁にしておく．
 b：皮弁の茎部に相当する指動脈は周囲脂肪組織を温存しておく．
 c：翻転した指動脈が圧迫されないように側正中線に三角皮弁を入れて縫合部の緊張を解除する．

triangular flap に減量した切断指の一部(図 8-c, d)を複合移植する graft on flap 法(図 8-e)を行った．複合移植した組織は生着し，良好な形態が得られた(図 8-f, g)．

b）区域皮弁

① 逆行性指動脈皮弁(児島[9]，Kojima[10])(図 9)

指動脈を栄養血管として基節部の皮弁を逆行性に移行させたものである．切断部位が石川 Subzone 分類Ⅲ や Ⅳ に相当する指尖部の大きな欠損には有用な皮弁である一方，指動脈を犠牲にする点で慎重な適応を求める意見もある．通常，皮弁は示指，中指，環指では尺側基節部，小指では橈側基節部から採取する．皮弁は欠損部の大きさよりやや大きめとし，ピボットポイントは横連合枝が存在する中節部中央よりやや中枢に設定しておいた方が無難である．手術は止血帯下に側正中切開から神経血管束を同定する．神経血管束には周囲脂肪組織を付けたまま，必要最小限の範囲で指神経の剝離を行い，指動脈周囲の脂肪組織を温存しておく．止血帯を解除し，皮弁中枢側の指動脈を血管クランプでクランプし，皮弁への逆行性血流を確認した後，指動脈を結紮切離する．再び止血帯を用いて，中枢側指動脈を切離した皮弁は周囲脂肪組織を付けたまま指動脈を末梢側へ剝離していく．末梢への剝離は真の栄養血管である中節部に存在する横連合枝の中枢側手前までとする．皮弁を縫合する際には栄養血管を圧迫しないように注意する．縫合部の緊張による血流障害が危惧される場合には開放創とし人工真皮などで被覆しておくといずれ上皮化し閉創される．皮弁採取部は肘関節周囲か上腕内側から採皮して全層植皮を行い，タイオーバー固定を行う．植皮を行っているので，患指の固定期間は 10～14 日程度とし可動域訓練を開始する．

症例 4：59 歳，男性

機械に右手を手袋ごと巻き込まれて左示指，中指，環指を切断した．来院後直ちに左中指，環指は再接着したが左示指は挫滅が強く，人工真皮で断端を被覆し，後日再建する方針にした．受傷 15 日目，左示指指尖部欠損は切断部位が石川 Subzone 分類Ⅲ～Ⅳに相当し，切断方向は掌側斜め切断の状態であった(図 10-a)．左示指は欠損範囲が広く，逆行性指動脈皮弁で被覆することにした(図 10-b, c)．皮弁採取部は全層植皮を行った．逆行性指動脈皮弁，全層植皮ともには生着し，術後経過は良好であった(図 10-d)．

2）手掌部，他指からの皮弁

a）母指球皮弁(Gatewood[11])(図 11)

切断部位が石川 Subzone 分類Ⅲ や Ⅳ に及ぶような示指，中指，環指の掌側斜め切断，指腹部の大きな欠損が適応である．術後の拘縮を避ける上でも皮弁茎部の位置が大切である．損傷している指を屈曲させて皮弁が捻じれないような位置に欠損の大きさよりやや大きめの皮弁をデザインす

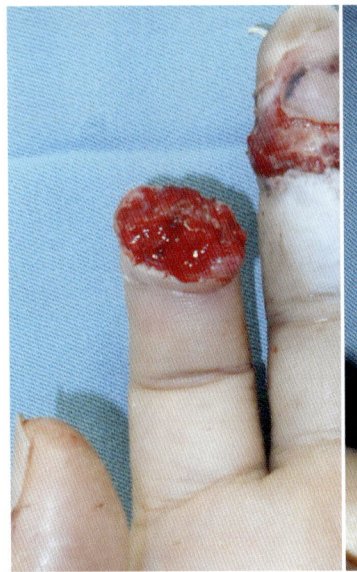 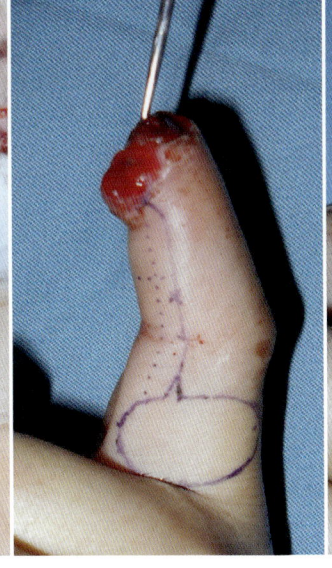 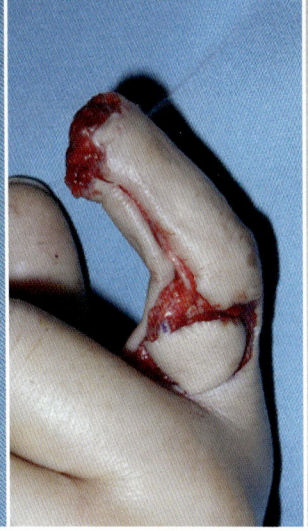 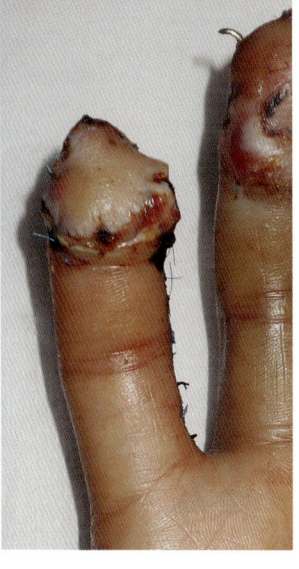

a|b|c|d　　　　　　　　　　　　図 10. 症例 4：59 歳, 男性
　a：受傷 15 日目　　b：逆行性指動脈皮弁のデザイン　　c：皮弁剝離時　　d：皮弁移植後 7 日目

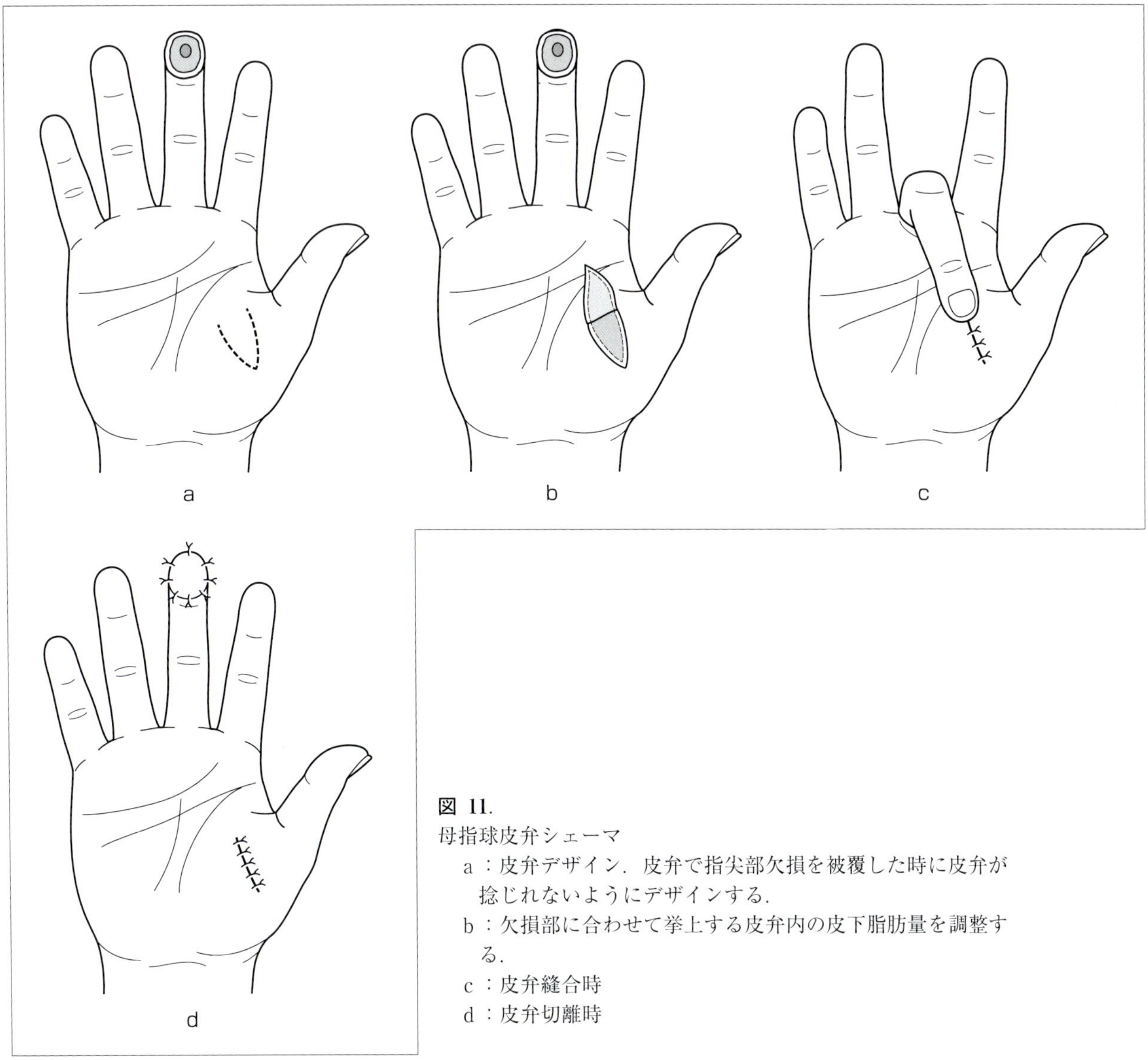

図 11.
母指球皮弁シェーマ
　a：皮弁デザイン．皮弁で指尖部欠損を被覆した時に皮弁が捻じれないようにデザインする．
　b：欠損部に合わせて挙上する皮弁内の皮下脂肪量を調整する．
　c：皮弁縫合時
　d：皮弁切離時

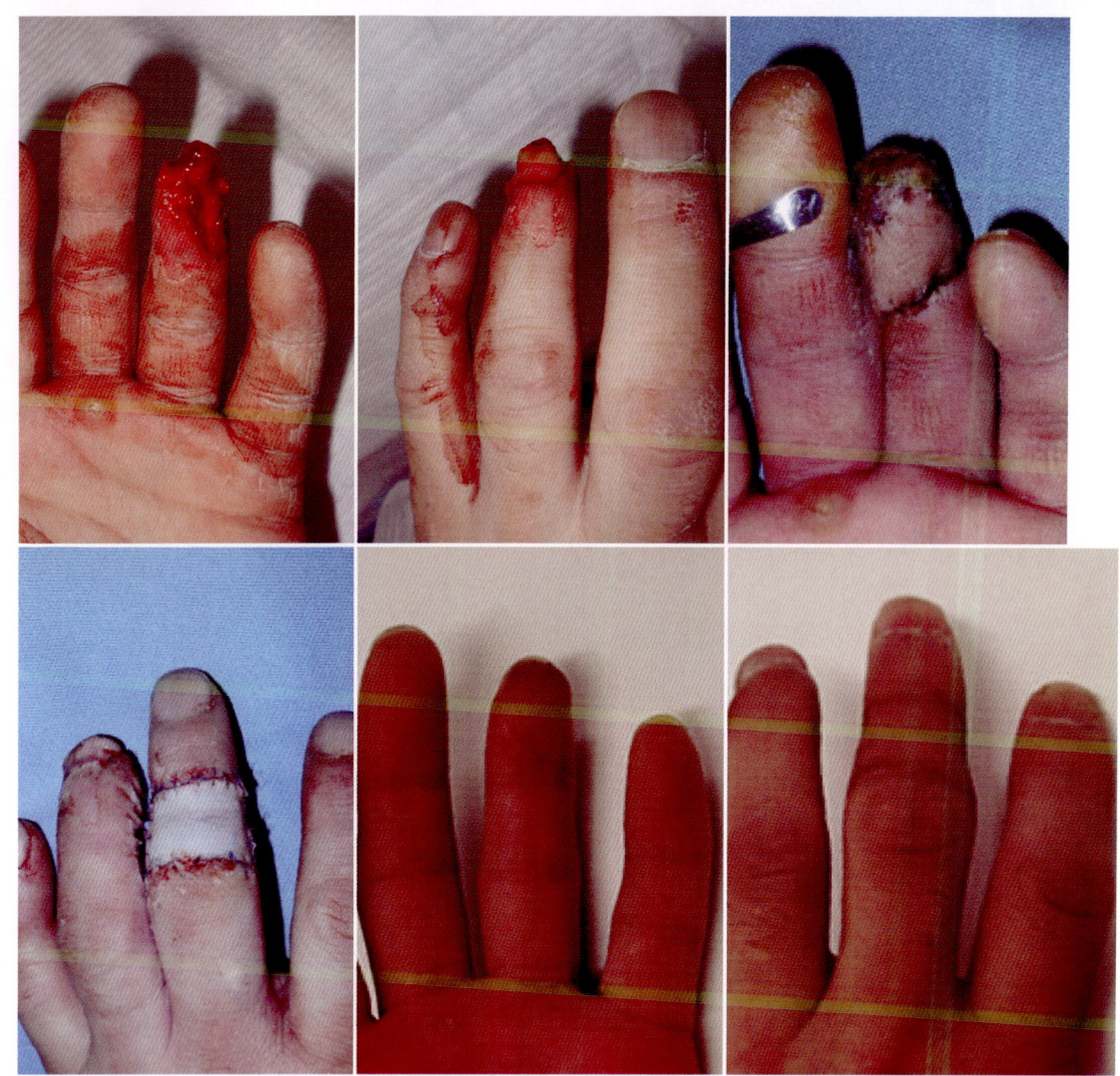

図 12. 症例 5：51 歳，男性
a：来院時掌側
b：来院時背側
c：術後 20 日目交叉皮弁切り離し前
d：皮弁切り離し後皮弁採取部へ全層植皮
e：術後 5 か月掌側
f：術後 5 か月皮弁採取部

a	b	c
d	e	f

る．皮弁内には皮下脂肪組織を十分に含める．皮弁採取部を可能な限り縫縮した後，欠損部を皮弁で被覆する．皮弁は初回手術から 10～21 日後に切り離しを行う．皮弁採取部が縫縮できない場合には，脛骨内果下部から採皮して植皮を行う．長期間にわたる固定肢位の保持や拘縮の問題があり，中高齢者には不向きである．

b）指交叉皮弁（Gurdin[12]）

末節骨や屈筋腱が露出するような広範な指腹部欠損に適応される．環指指尖部欠損へ中指から皮弁を移行する場合には，中指中節背側に欠損の大きさよりやや大きめの皮弁をデザインする．皮弁はパラテノン上で剝離し挙上していく．中指尺側の皮弁基部では翻転させる皮弁に余裕を持たせるようにクリーランド靱帯を切離しておく．挙上した皮弁で欠損部を被覆し，皮弁採取部は全層植皮または人工真皮で被覆して皮弁切り離し時に植皮を行う．指交叉皮弁は指動脈を犠牲にせずに広範な

指尖部欠損を被覆できるという利点はあるが，皮弁の切り離しに伴う2回の手術や皮弁採取部への植皮が必要である．

症例5：51歳，男性

仕事中にローラーに巻き込まれて左環指を挫滅切断した．来院時，左環指は石川 Subzone 分類 I〜IV にかけて斜め切断状態であり，末節骨が露出していた(図12-a，b)．同日，左中指中節背側部から皮弁を挙上し，左環指指尖部の組織欠損を交叉皮弁として被覆した．術後20日目交叉皮弁の切り離しを行い，皮弁採取部には全層植皮を行った(図12-c，d)．左環指指尖部は良好な形態が得られた(図12-e，f)．

3）腹壁皮弁，鼠径皮弁

指腹部を含めた末節部の全周性の皮膚欠損や複数指の広範な皮膚軟部組織欠損が適応になる．皮弁は欠損の大きさよりやや大きめとし，可及的に皮下脂肪組織を減らした薄い皮弁として挙上する．皮弁の大きさによっては random pattern flap として皮弁を挙上しても血流障害を起こさない．術後1週間ほど経過したら，皮弁を切り離すまでの期間は各種遷延法により皮弁への血流を強化しておく．Color match や texture match に難点があり，2〜3週間後の皮弁切り離しまで肩関節や肘関節の拘縮に注意が必要である．

まとめ

指尖部欠損の程度に合わせて，人工真皮，複合移植，植皮，各種皮弁による再建の要点について紹介した．それぞれの治療には一長一短があるので，最終的には手の機能や整容性，皮弁採取部の犠牲を熟慮して治療方針を決定しなければならない．

文献

1) 石川浩三ほか：手指末節切断に対する新しい区分法(Zone 分類)―血管吻合の適応とその限界レベルについて―．日本マイクロ会誌．3：54-62, 1990.
   Summary 手指末節部切断に対する新しい区分法(Zone 分類)を提唱した論文．
2) Atasoy, E.：Reconstruction of the amputated finger tip with a triangular volar flap. J Bone Joint Surg. 52-A：921-926, 1970.
   Summary 切断指の切断方向を3つに分類した論文．
3) Tranquilli-Leali, E.：Riconstruzione dell'apice falangi；ungueall mediante autoplastica volare peduncolata per scorrimento. Infort Traum Lavoro. 1：186-193, 1935.
4) Kutler, W.：A new method for repair of finger amputation. Ohio State Med J. 40：126, 1944.
5) Bang, H., et al.：Palmar advancement flap with V-Y closure for thumb tip injuries. J Hand Surg. 17-A：933-934, 1992.
6) Kojima, T., et al.：Extended palmar advancement flap with V-Y closure for finger injuries. Br J Plast Surg. 47：275-279, 1994.
   Summary 掌側前進皮弁にVY形成術を併用して指尖部欠損を閉創することで，皮弁採取部への植皮を不要にした論文．
7) Venkataswami, R., et al.：Oblique triangular flap；a new method of repair for oblique amputation of the fingertip and thumb. Plast Reconstr Surg. 66：296-300, 1980.
   Summary 適応範囲の広い oblique triangular flap について報告した最初の論文．
8) 平瀬雄一ほか：新しい再接着―指尖爪部切断に対する graft on flap 法の実際―．日手会誌．20(5)：501-504, 2003.
   Summary 再接着術の適応にならない指尖部切断指を分割し，挙上した皮弁に複合移植することで，複合移植の生着率を高めた画期的な論文．
9) 児島忠雄ほか：手指皮膚欠損への血管柄付島状皮弁の応用．日手会誌．3：350-354, 1986.
10) Kojima, T., et al.：Reverse vascular pedicle digital island flap. Br J Plast Surg. 43：290-295, 1990.
    Summary 逆行性指動脈皮弁について報告した英文論文．
11) Gatewood, M. D.：Plastic repair of finger defects without hospitalization. J Am Med Ass. 87：1479, 1926.
12) Gurdin, M., et al.：The repair of surface defects of fingers by transdigital flaps. Plast Reconstr Surg. 5：368-371, 1951.

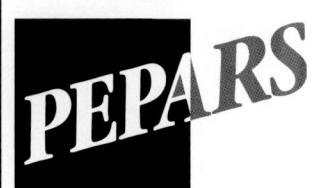

◆特集／手・上肢の組織損傷・欠損 治療マニュアル
外傷・熱傷による組織損傷・欠損の治療：
上肢デグロービング損傷の治療

石河　利広*

Key Words：デグロービング損傷(degloving injury)，指(finger)，手(hand)，前腕(forearm)

Abstract　デグロービング損傷は，手外科領域のなかでも最も複雑で困難な治療を要するもののひとつである．しばしば，主要血管，神経，腱損傷，筋損傷，骨折・脱臼を伴い，その治療には，それぞれの組織の修復と再建に対する深い知識と高い技術が要求される．創閉鎖を行うにあたり，解剖学的構造の違いにより病態が異なるため，MP 関節部より末梢の指，手掌遠位部と中枢の手掌近位部，手背，前腕，上腕に分けて治療方針を考慮しなければならない．

はじめに

デグロービング損傷とは，圧延機，輪転機などの回転する 2 つのローラーやベルトの間，または，自動車のタイヤや車体と路面の間に上肢を挟まれることにより深筋膜上で皮膚軟部組織が剝脱される損傷である．手指が巻き込まれると，典型例では，あたかも手袋を脱がすように皮膚軟部組織が剝脱されるためデグロービング損傷と呼ばれる．指輪による固有指部のデグロービング損傷は，特に ring injury と呼ばれる．

剝脱された皮膚軟部組織は，圧挫されたり，引き抜かれたりしているので皮膚軟部組織の挫滅に加え神経・血管損傷も重度であることが多い．通常，皮膚軟部組織は，外部との摩擦力により比較的結合の疎な深筋膜上で剝脱される．しばしば，主要血管，神経，腱損傷，筋損傷，骨折・脱臼を伴い，その治療には，それぞれの組織の修復と再建に対する深い知識と高い技術が要求され，手外科領域のなかでも最も複雑で困難な治療を要することとなる[1]．本稿では，創閉鎖を主眼としてデグロービング損傷の基本的な治療について述べる．

分　類

解剖学的構造の違いにより病態が異なるため，MP 関節部より末梢の指，手掌遠位部と，中枢の手掌近位部，手背，前腕，上腕に分けて考える[2)3)]（図 1）．

1．手掌近位部(MP 関節部より中枢)，手背，前腕，上腕

前腕，上腕で主要血管は深筋膜より下層を走行し，手掌では手掌腱膜下を走行する．よって，前腕，上腕では皮膚軟部組織は深筋膜上で剝離され，剝脱された皮膚軟部組織には皮下静脈のみ含まれ主要血管は含まれない．手背も前腕と同様である．手掌近位部では母指球筋，小指球筋，手掌腱膜上で皮膚軟部組織が剝脱され深部の神経，血管，屈筋腱は温存されることが多い．石川の分類[3)]（表 1）が有用である．

2．指，手掌遠位部(MP 関節部より末梢)

手掌腱膜は，手掌遠位の MP 関節部末梢より神経血管束の掌側で疎になる．そのため，手掌遠位部より末梢で皮膚軟部組織が剝脱される場合は，

---

* Toshihiro ISHIKO, 〒520-8511　大津市長等 1-1-35　大津赤十字病院形成外科，部長

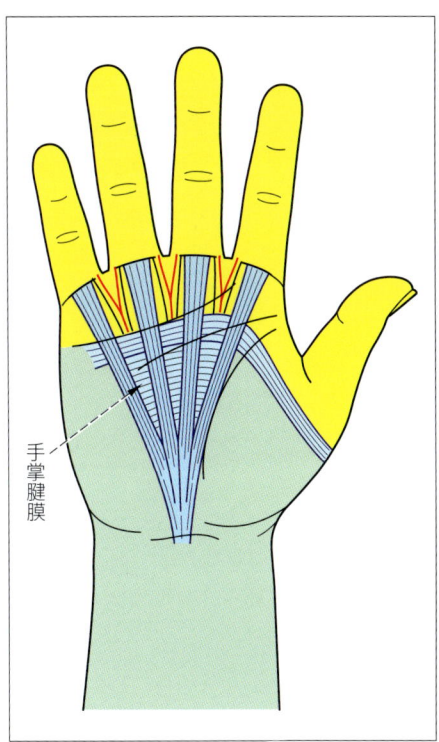

◀図 1.
手掌腱膜の解剖学的構造
MP 関節部より末梢(黄色部)：神経血管束が含まれる．
MP 関節部より中枢(緑色部)：神経血管束は含まれない．

表 1．石川の分類

Type Ⅰ：	部分的に有茎状に剝脱された有茎皮弁型
Type Ⅱ：	全周性に剝脱されているが，皮膚あるいは皮下組織の一部のみが連続している不完全切断型
Type Ⅲ：	全周性に剝脱離脱された完全切断型

表 2．Urbaniak の分類

Class Ⅰ：	血行が十分残っているもの
Class Ⅱ：	血行が不十分なもの
Class Ⅲ：	完全なデグロービングあるいは切断されたもの

腱鞘上で皮膚軟部組織が剝脱され，皮膚軟部組織に神経血管束が含まれる．神経血管束が障害されるので末梢側の指の血行障害を生じる．Ring injury に対する Urbaniak の Class 分類[4](表2)が有用である．

3．広範囲型

前述の1, 2の両方の範囲，指から手掌遠位部・近位部，手背，つまり，手・指全体に及ぶ広範囲で皮膚皮下組織が剝脱されているもの．血管のみならず神経損傷も強度の場合が多い．母指が含まれると被覆する面積が広くなるので，母指を含む場合と含まない場合とに分けて考えた方がよい[5]．

治　療

まず，十分な洗浄とデブリードマンを行う．異物は，拡大鏡を用いて徹底的に除去する．また，骨折，脱臼などがあれば整復・固定しておく．

1．手掌近位部(MP 関節部より中枢)，手背，前腕，上腕

基本的には，剝脱された皮膚も利用した遊離植皮により創を被覆する[2)3)]．手掌近位部や手背において腱膜が損傷され腱が露出している場合には皮弁による被覆が必要となる．手掌近位部においては，AV shunting(動静脈吻合)を推奨する報告[6]もあるが，筆者には経験がない．局所陰圧閉鎖療法は，植皮の母床血行に不安がある場合に創傷の状態を改善させる有用な手段である[7]．

A．Type Ⅰ：部分的に有茎状に剝脱された有茎皮弁型(図2)

皮弁状に剝脱された皮膚の先端まで十分な血流があれば，そのまま縫合する．しかし，深部の主要動脈から皮膚への穿通枝は断裂していることが多く，組織の挫滅も加わり血行不良な場合が多い．血行不良の皮膚は，切除し遊離植皮として用いる．

B．Type Ⅱ：全周性に剝脱されているが，皮膚あるいは皮下組織の一部のみが連続している不完全切断型(図3～11)

剝脱された皮膚には血流がないと考えた方がよい．血行再建をするか遊離植皮のいずれかの適応となる．しかし，剝脱された皮膚には主要血管は含まれず吻合可能な血管を見出すことは困難である．剝脱された皮膚は，挫滅や熱による明らかな変成がなければ遊離植皮として用いる．

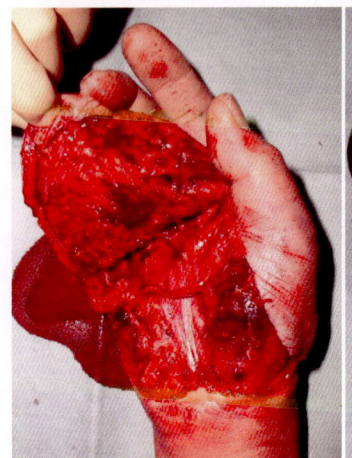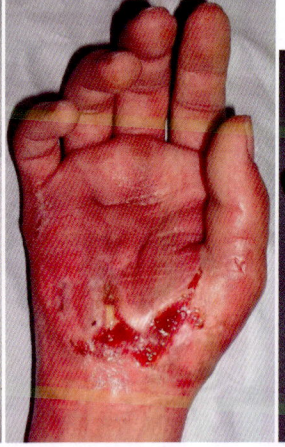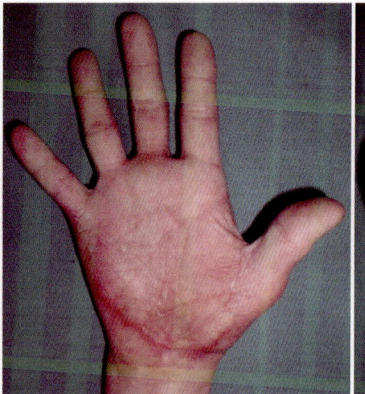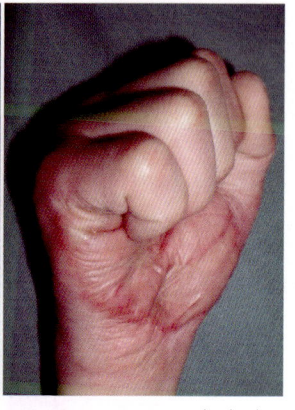

図 2. 症例 1：45 歳，男性．右手掌デグロービング損傷　　　a｜b｜c｜d
a：Type Ⅰ：部分的に有茎状に剥脱された有茎皮弁型
b：そのまま縫合した．近位部が一部壊死となった．受傷後 4 週で全層植皮を追加した．
c：受傷後 10 か月，手指伸展
d：受傷後 10 か月，手指屈曲．手関節も可動域制限なし

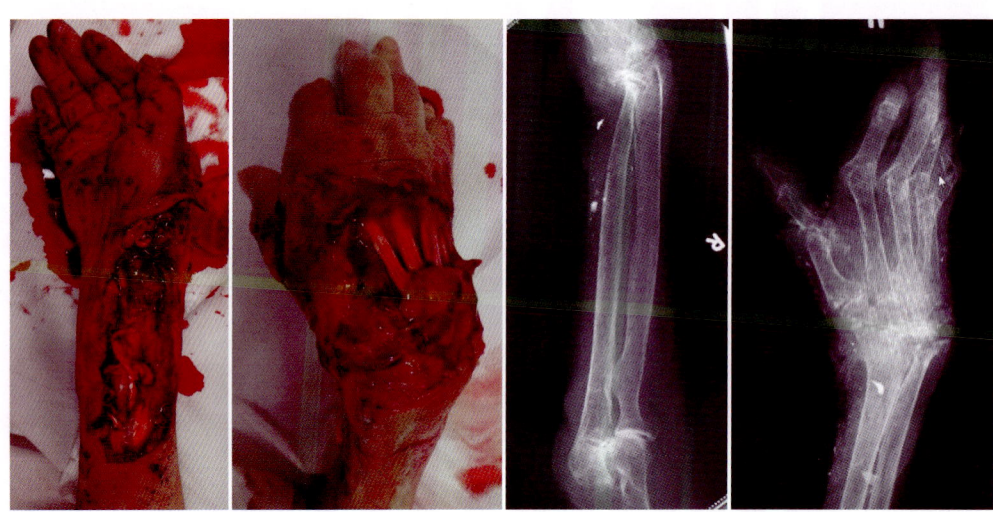

図 3. 症例 2：67 歳，女性．右手背・前腕デグロービング損傷 Type　　a｜b｜c｜d
　　　Ⅱ＋関節リウマチ(Larsen Grade Ⅴ)，ステロイド長期内服中
a：受傷時掌側．橈骨動脈断裂，長掌筋腱・橈側手根屈筋腱・環指浅深指屈筋腱断裂
b：受傷時背側．長母指外転筋腱欠損
c：受傷時 X 線像．関節リウマチによる肘，手関節変形強度，橈骨尺骨骨折
d：受傷時 X 線像．関節リウマチによる手，指関節変形強度，第 2，3 中手骨骨折

C．Type Ⅲ：全周性に剥脱離断された完全切断型

Type Ⅱ と同様である．

2．指，手掌遠位部(MP 関節部より末梢)[4)8)]

A．Class Ⅰ：血行が十分残っているもの

剥脱された皮膚を縫合すればよいが，それだけでは静脈環流不全で皮膚壊死が生じることがある．可能なら静脈吻合を行う．

B．Class Ⅱ：血行が不十分なもの

血管損傷程度を確認して，動脈や静脈の血行再建を行う．Urbaniak は，最も信頼性の高い血管損傷の確認方法は，伝達麻酔下に顕微鏡下で血管を

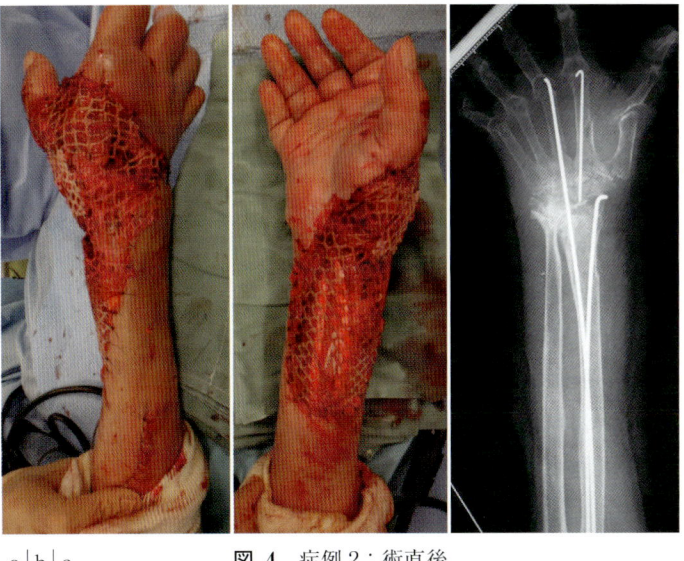 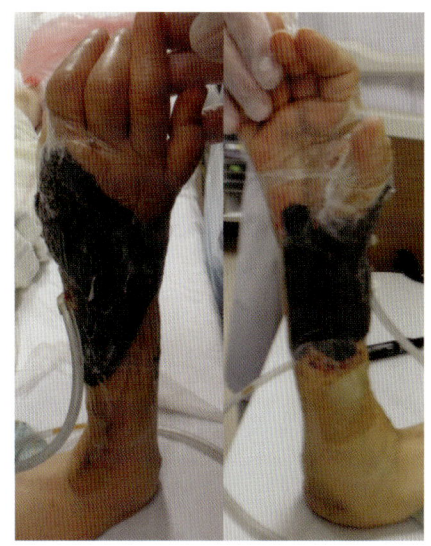

a|b|c　　図 4. 症例 2：術直後
a，b：環指浅深指屈筋腱縫合，剝脱された皮膚および前腕近位より皮膚を採取してメッシュ植皮
c：キルシュナー鋼線にて骨折部を固定

図 5. 症例 2：術翌日より局所陰圧閉鎖療法を開始した．

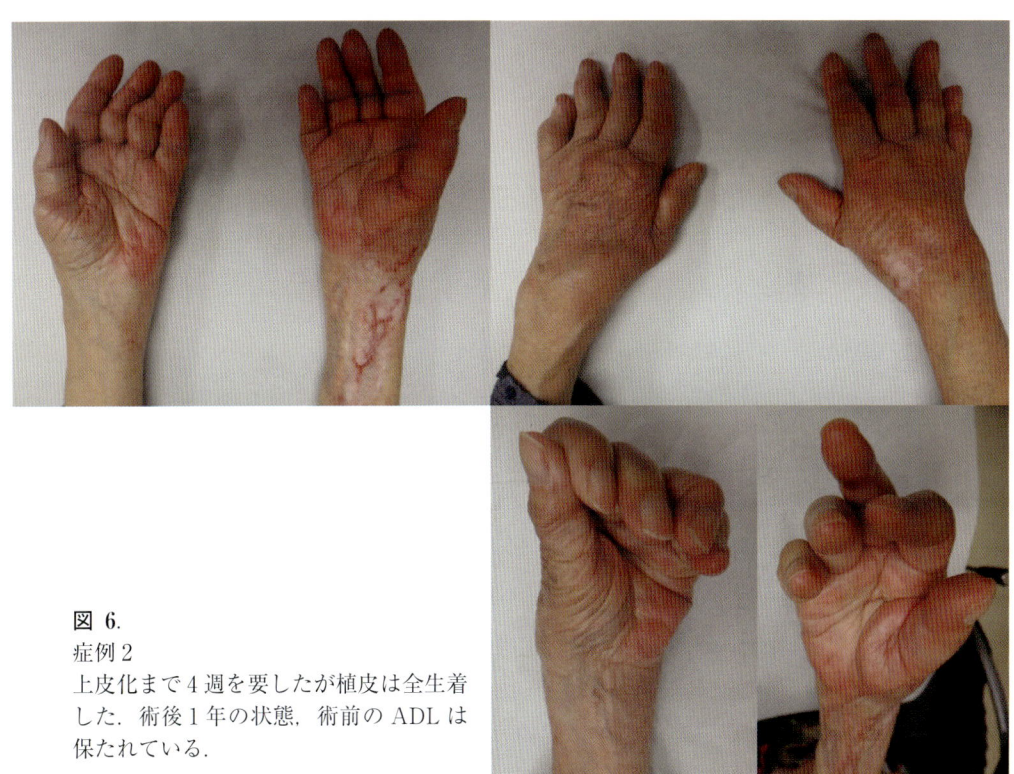

図 6.
症例 2
上皮化まで 4 週を要したが植皮は全生着した．術後 1 年の状態．術前の ADL は保たれている．

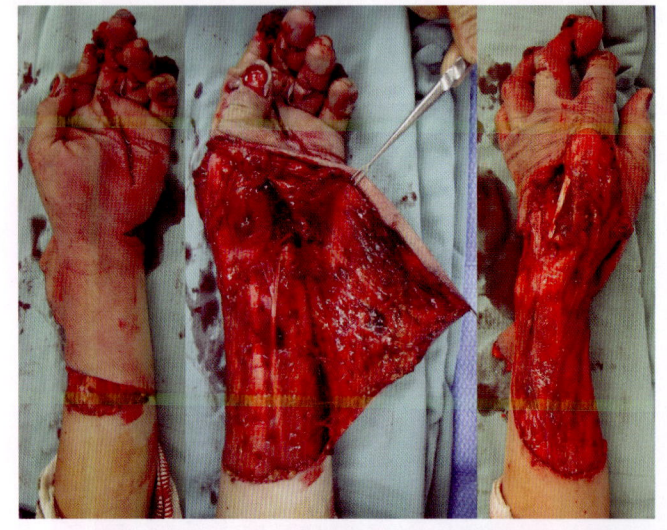

図 7.
症例 3
48 歳,男性.左手掌近位・手背・前腕デグロービング損傷 Type II
前腕から手掌近位部,手背にかけてほぼ全周性に皮膚軟部組織が剥脱しているが,手掌で連続性がある.
左示指橈側指動脈・神経,中指橈側指動脈の断裂を認めた.

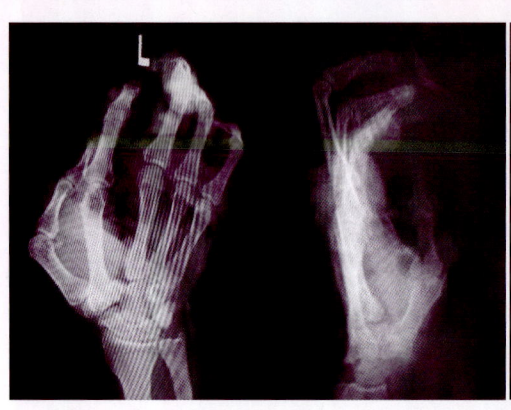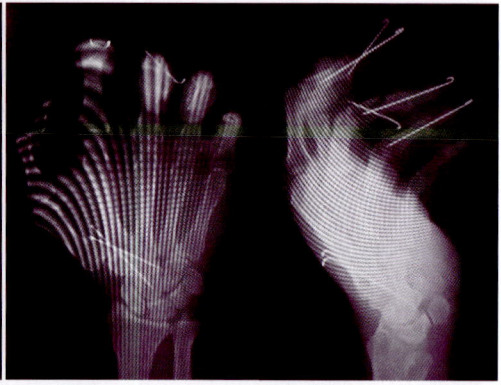

図 8. 症例 3：X 線像　　　　　　　　　　　　　　　　　　　　　a｜b
a：左第 2 CM 関節脱臼,示指・中指・環指末節骨骨折,中指中節骨骨折
b：それぞれ整復し,キルシュナー鋼線にて固定

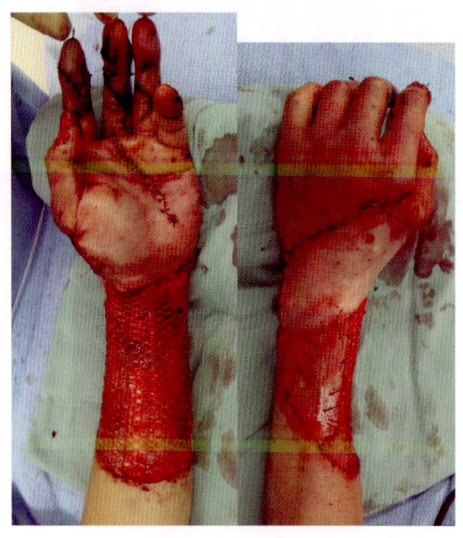

図 9.
症例 3：術直後
左示指橈側指動脈吻合・神経縫合,中指橈側指動脈吻合した.
予防的に手根管開放術を行った.
前腕の剥脱した皮膚を手関節部で切除し背側一部シート,その他はメッシュ植皮した.
手掌の皮膚も剥脱されていたが血流を認め,また,吻合可能な皮下静脈が存在していたので皮下静脈を 4 本吻合後に皮膚縫合した.

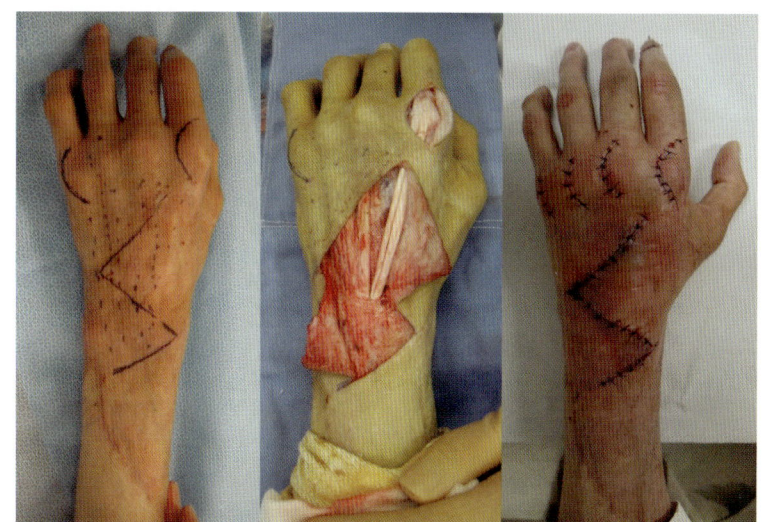

図 10.
症例 3：受傷後 7 か月
左示指・中指・環指・小指 MP 関節観血的関節授動術，伸筋腱剝離術を行った．植皮部を皮弁として挙上しても皮弁血流に問題なし

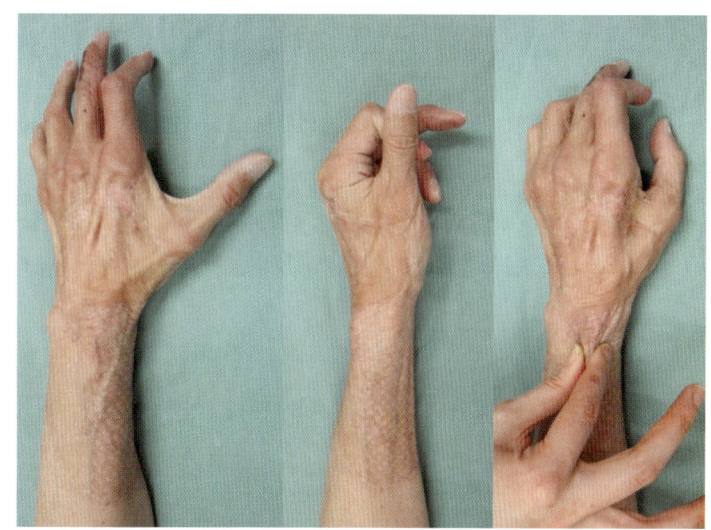

図 11.
症例 3：受傷後 1 年 8 か月
可動域制限は残存するが橈骨神経領域以外に知覚障害はなし
植皮部の瘢痕も成熟し柔らかくしなやかである．

観察することであると述べている．動脈吻合においては静脈移植を要する場合がしばしばある．

C．Class Ⅲ：完全なデグロービングあるいは切断されたもの

血管吻合による再接着術を試みる．動脈再建について可能ならば端々吻合であるが不可能な場合が多い．静脈移植あるいは近隣指からの動脈移行を行う[8]．神経損傷も重度であることが多い．剝脱された組織が失われている，または，挫滅が強く血行再建が不可能な場合は皮弁で被覆する．有茎腹部皮弁，鼠径皮弁が犠牲も少なく緊急手術時の皮弁としては使用しやすい．損傷指が 1 本であれば，切断も選択肢の 1 つである[1]．しかし，損傷指が 1 本であれば，再建もまた可能であり Wrap-around flap などによる整容的，機能的改善が期待できる（図 12～14）．

3．広範囲型

前述の 1，2，つまり手掌近位部から末梢，手・指全体に及ぶ広範囲で皮膚皮下組織が剝脱されている広範囲型は，まずは血行再建を試みるが，困難なことが多い．血行再建が不可能な場合は，植皮と皮弁を組み合わせて剝脱創を被覆するが，指部については皮弁による被覆が必要となる．母指を含む場合と含まない場合に分けて考える[5]．母指を含む場合は，組織欠損面積が広くなり創の被覆はさらに困難となる．皮弁による被覆後の指分離について定まった見解はなく，個々の症例の状態に応じて決めざるを得ない．

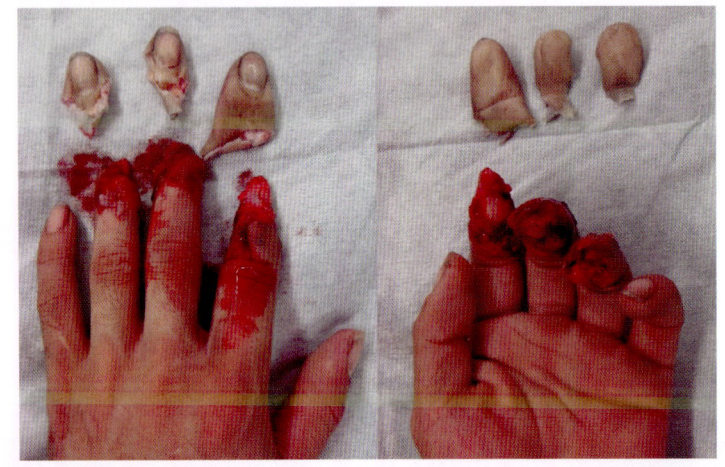

図 12.
症例 4
27 歳，男性．左示指・中指・環指デグロービング損傷 Class III
左示指は中節部，中指，環指は末節部より皮膚軟部組織が剝脱された．
骨欠損は，各々の末節骨 tuft の一部のみ．
左示指については腹部皮弁，その他は局所皮弁術を施行した．

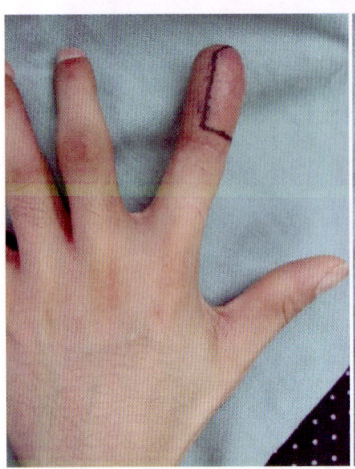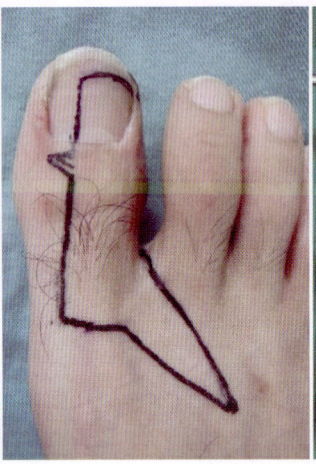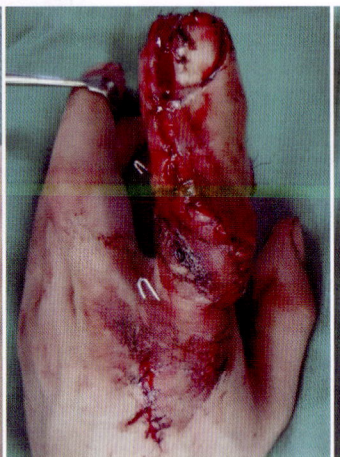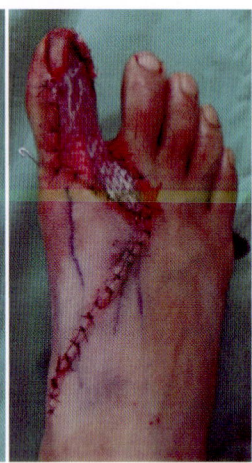

図 13．症例 4：受傷後 6 か月．左示指末節部を右第 1 趾からの partial wrap-around flap により再建した．

a｜b｜c｜d

　　a：術前，左示指　　　b：術前，右第 1 趾皮弁デザイン
　　c：術直後，左示指　　d：術直後，右第 1 趾

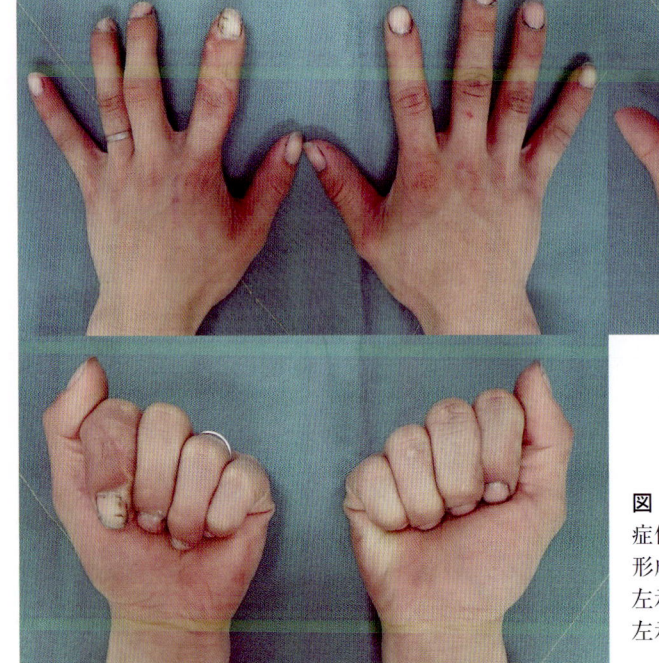

図 14.
症例 4：受傷後 1 年 6 か月，再建術後 1 年，瘢痕形成術を 2 回施行
左示指 DIP 関節に軽度可動域制限あり
左示指指腹部の知覚は SW#10

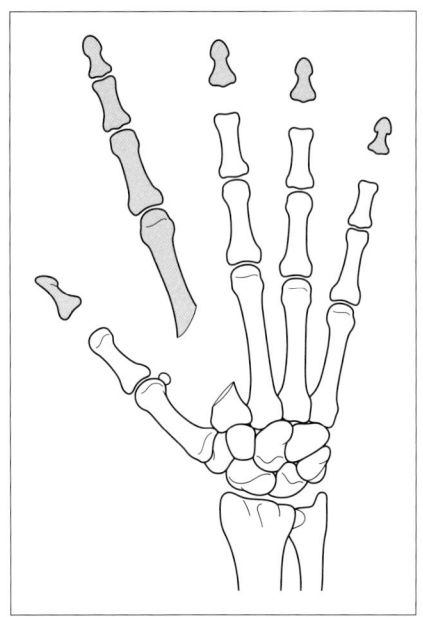

図 15. 広範囲型の場合は，被覆する創傷面積を減らすために，DIP 関節離断や示指列の切除も考慮される．

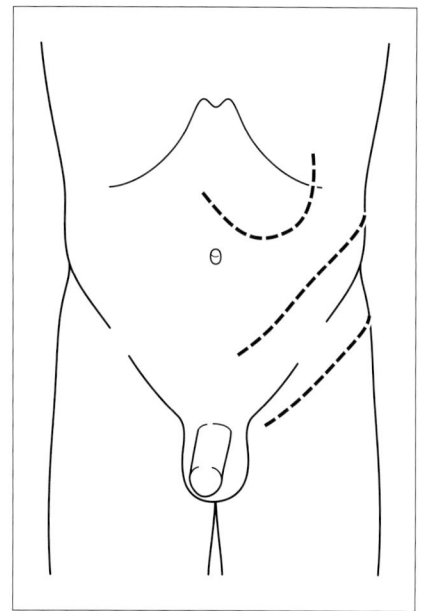

図 16. 母指を含む広範囲型の場合は，有茎鼠径皮弁と併せて母指を被覆するために腹部皮弁を用いる．

　茨木は，ミドリ猿をモデル動物とした実験的研究により，骨・関節包のみにした最も重症なデグロービング損傷指でも損傷後 3 日以内に有茎皮弁により被覆すれば末節骨も含めてすべての指骨は救済し得るとし，一方，軟部組織がある程度残存する比較的軽症例でも 6 日以上放置された症例の場合には末節骨が壊死となるので DIP 関節離断術を併せて行った方が実際的であると示唆している[9]．また，臨床症例 30 例の検討では，温存した DIP 関節，PIP 関節の可動域は不良であり可動性の悪い 2 関節が温存されていることが，かえって手の総合機能上マイナスになる場合は DIP 関節離断術の適応を考慮すると述べている[9]．

　Tsuge は，被覆した後の知覚再建が困難であり，可動域制限も回避できないため知覚のない長い指よりも安定した短い指の方が望ましいと述べ，被覆面積を減少させる観点からも DIP 関節または PIP 関節離断が適応されることが多いと述べている[1]．また，示指列を第 2 中手骨基部まで切除し，第 1 指間を拡大させるとともに創傷面積を減少させる方法も考慮するべきであり，特に，母指が含まれる症例によい適応があるとしている[1]（図 15）．

　有茎皮弁を利用する方法として Kleinman らは，有茎鼠径皮弁により手背から手指を被覆し，手掌には分層植皮を行い，母指も被覆が必要な場合には併せて腹部皮弁を用いる方法を報告している[5]（図 16～18）．手掌については，厚い皮弁よりも植皮にした方が深部知覚の獲得によいとしている．さらに，第 1 指間の拘縮を予防し作成する皮弁の面積が少なくて済むように第 2 中手骨基部までの示指列の切除，および，皮弁の面積を少なくし血行障害による骨壊死を避けるために末節骨の切除も勧めている．ピンチのための第 1 指間および MP 関節の可動域を獲得することが重要であると述べている．母指も含む広範囲型損傷に有用である．

　遊離皮弁については，サイズ，デザインの自由度が高く，患肢を固定する必要がないという長所があるが，有茎皮弁同様，広範囲の損傷については 1 枚で創傷を被覆することは困難である．前外側大腿皮弁が比較的多く使用されている（図 19～22）[10)11]．概して遊離皮弁は bulky であり生着後に複数回の除脂肪術を要することもある．皮弁の皮

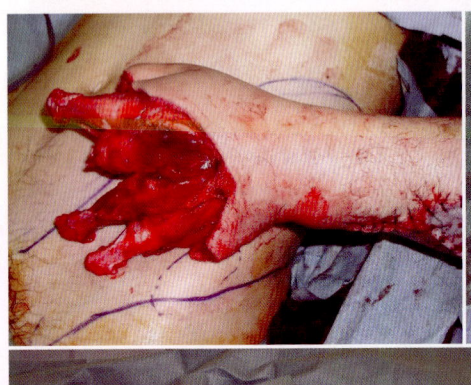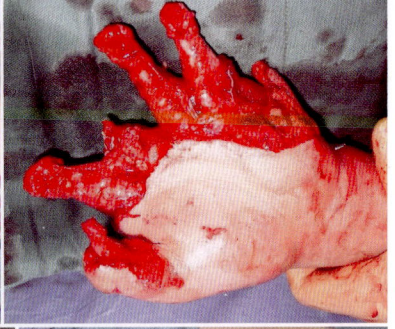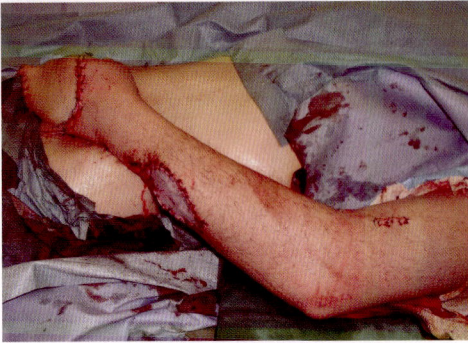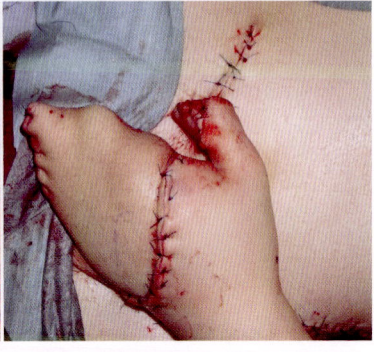

図 17. 症例 5
18 歳，男性．左手デグロービング損傷．広範囲型
 a：左手背から手掌遠位部，母指末節にかけて皮膚軟部組織が剝脱されている．
 b：左中指は基節骨基部にて切断，示指・環指・小指は PIP 関節部で切断されていた．
 c：有茎鼠径皮弁にて左示指から小指を被覆した．
 d：有茎腹部皮弁にて左母指を被覆した．

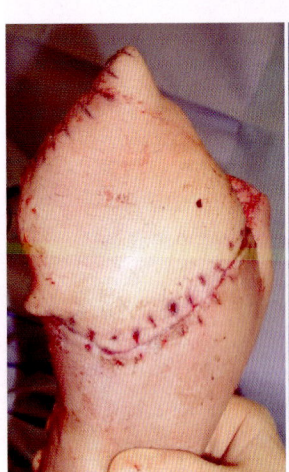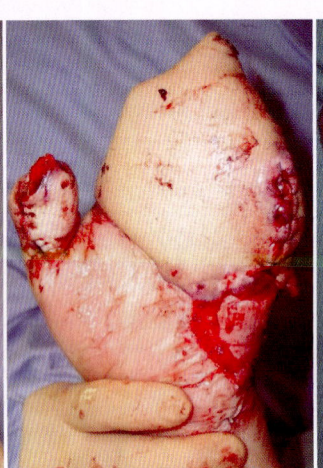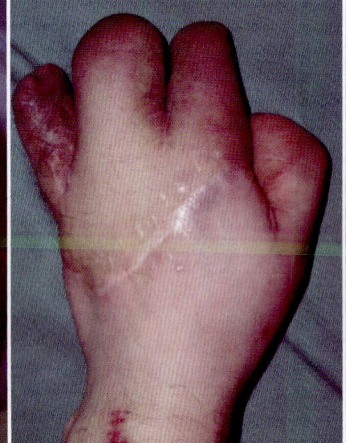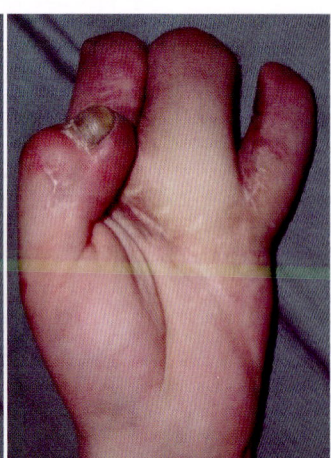

図 18. 症例 5
 a：術後 3 週間皮弁切り離し時．左手背
 b：術後 3 週間皮弁切り離し時．左手掌
 c：術後 2 年．左手背
 d：術後 2 年．左手掌

膚を一旦，全切除し，下床の脂肪組織を切除した後に，切除皮膚を植皮として戻す One-stage debulking procedure が報告されている[11]．Kim らは，thinning により薄くした 15×22 cm の thin anterolateral thigh flap と 14×22 cm の thin paraumbilical perforator-based flap の 2 枚の遊離穿通枝皮弁を用いた手全体に及ぶデグロービング損傷の再建を報告している[12]．大きな皮弁を 2 枚採取することは皮弁採取部の犠牲も大きくなる．

広範囲型の場合，血管のみならず神経損傷も広範囲かつ強度の場合が多く，皮弁などで被覆した後も知覚障害による火傷，外傷，感染などが大きな問題となるが，知覚再建は困難である[1]．中枢に利用可能な神経が残存していれば遊離内側足底皮弁による知覚再建が考慮できる場合もある[13]．

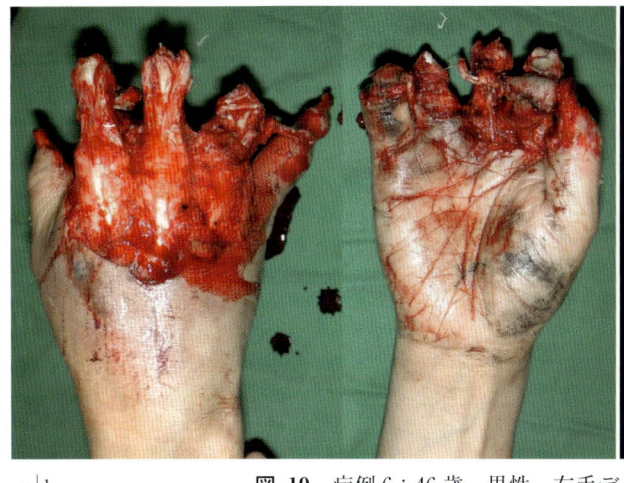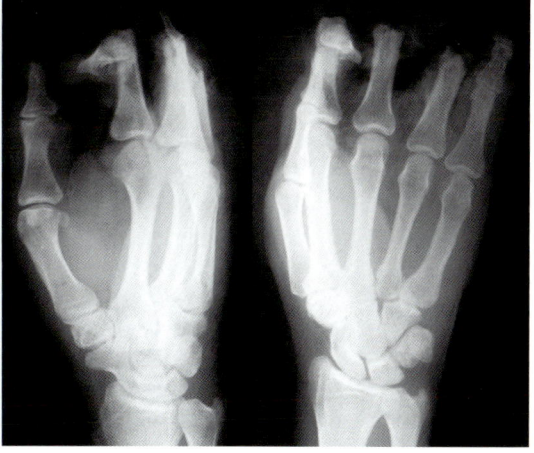

図 19. 症例 6：46 歳，男性．右手デグロービング損傷．広範囲型
a：右手背から手掌遠位部にかけて剥脱されている．
b：右示指，小指は DIP 関節部，中指，環指は PIP 関節部で切断されている．

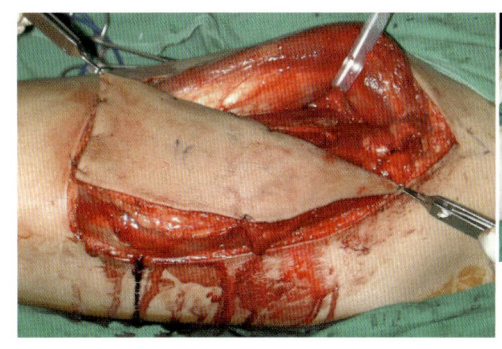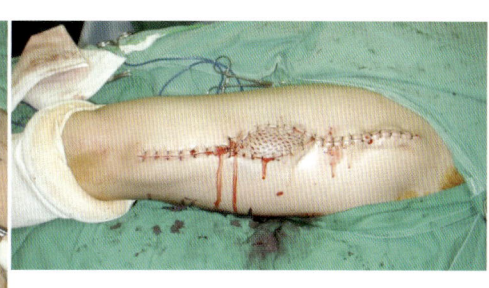

図 20. 症例 6：左大腿より遊離前外側大腿皮弁を採取
a：10×20 cm の前外側大腿皮弁
b：皮弁採取部は縫縮とドッグイヤー部からの植皮により閉鎖

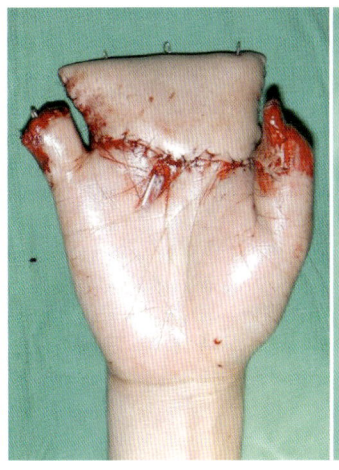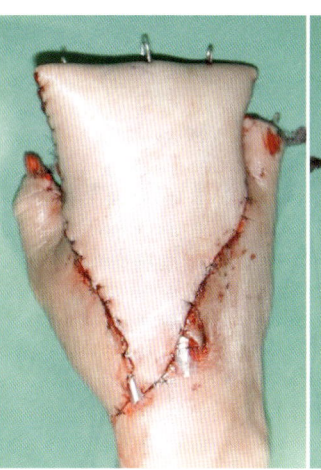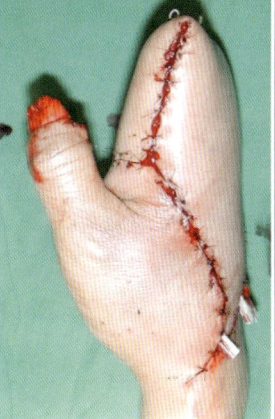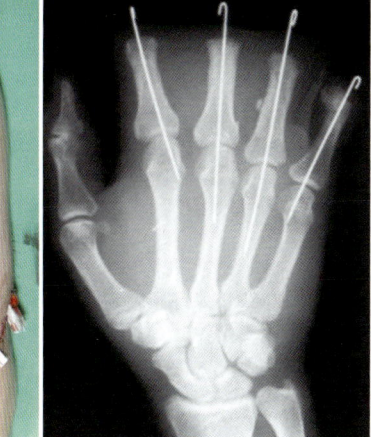

図 21. 症例 6：術直後
a：掌側
b：背側
c：橈側側面
d：X 線像．示指，小指についても PIP 関節で離断した．

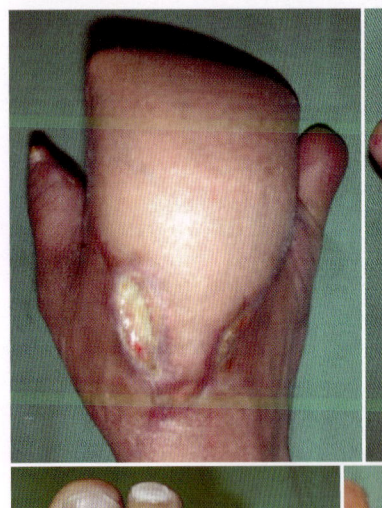
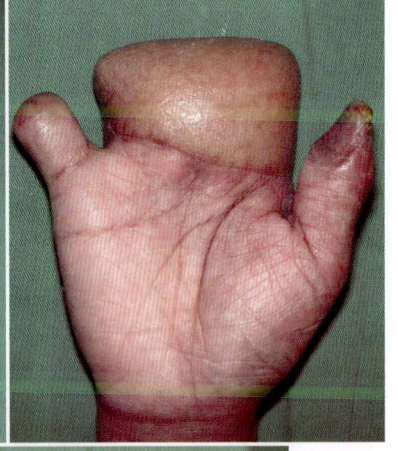
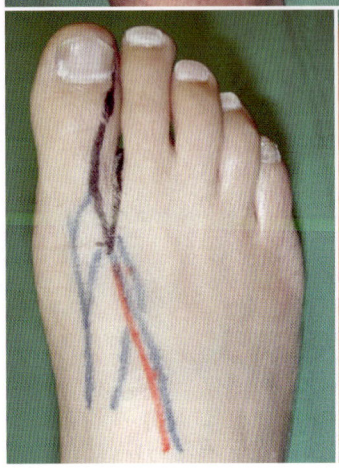
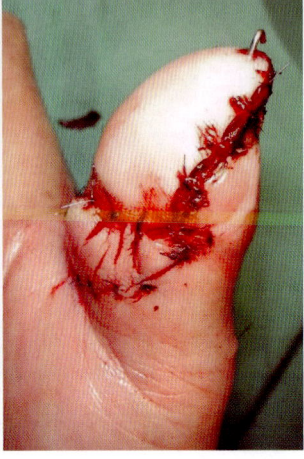

図 22.
症例 6
a：術後 6 週間，背側
b：術後 6 週間，掌側
c：術後 2 か月で左母指に対して右第 1 趾より hemipulp flap を移植し知覚再建を行った.
d：術直後の左母指

結　語

　デグロービング損傷は，手外科領域のなかでも最も複雑で困難な治療を要するものの 1 つである．可能な限りの治療を行っても，その結果が整容的，機能的に優れているとは言いがたい場合もある．治療の限界がある中で，損傷の部位，重症度のみならず患者の年齢，性別，職業，経済状況，健側手の存在，術者の技量などを熟慮して治療方針を決めるべきであろう．

参考文献

1) Tsuge, K.：Degloving Injuries of the Hand. Nihon Seikeigeka Gakkai Zasshi. 40（13）：1585-1596, 1967.
   Summary　1967 年に津下先生が書かれた論文による治療とおよそ 50 年経た現在の治療とは本質的にほとんど変わっていない．まさに，"On the shoulders of giant".

2) Jeng, S. F., et al.：Resurfacing a circumferentially degloved hand by using a full-thickness skin graft harvested from an avulsed skin flap. Ann Plast Surg. 39：360-365, 1997.
   Summary　解剖学的構造に基づいて植皮の適応につき述べている．

3) 増井裕子ほか：手足を除く四肢（主として前腕，下腿）の degloving injury の治療に対する考え方．日形会誌．22（12）：803-809, 2002.
   Summary　解剖学的構造に基づいた病態および治療につき述べている．

4) Urbaniak, J. R., et al.：Microvascular management of ring avulsion injuries. J Hand Surg Am. 6（1）：25-30, 1981.
   Summary　Ring injury について最もよく使用される分類．

5) Kleinman, W. B., et al.：Preservation of function following complete degloving injuries to the hand：Use of simultaneous groin flap, random abdominal flap, and partial-thickness skin graft. J Hand Surg Am. 6（1）：82-89, 1981.

Summary　有茎皮弁のオプションとしてまず知っておいた方がよい方法．

6) Lo, S., et al.：A new classification to aid the selection of revascularization techniques in major degloving injuries of the upper limb. Injury. 44：331-335, 2013.

7) Meara, J. G., et al.：Vacuum-assisted closure in the treatment of degloving injuries. Ann Plast Surg. 42(6)：589-594, 1999.

8) 石川浩三ほか：重度切断指（Avulsion, Degloving type）における血管損傷の重症度と再建方法の検討．日手会誌．13：531-535，1996．
Summary　重度切断指における，静脈移植と動脈移行の適応について述べている．

9) 茨木邦夫：Degloving Injury の病態と治療法に関する実験的研究．日整会誌．49(1)：17-30，1975．
Summary　デグロービング損傷時の骨の生着に対する実験的研究．

10) 辻　秀樹ほか：手部デグロービング損傷の皮弁術施行時期の検討．日手会誌．31(5)：642-646, 2015.

11) Lin, T. S.：One-stage debulking procedure after flap reconstruction for degloving injury of the hand. J Plast Reconstr Aesthet Surg. 69(5)：646-651, 2016.

12) Kim, K. S.：Resurfacing of a totally degloved hand using thin perforator-based cutaneous free flaps. Ann Plast Surg. 50(1)：77-81, 2003.

13) 沢辺一馬ほか：分割内側足底皮弁の経験―内側足底皮弁の血行動態による分割―．日本マイクロ会誌．19(3)：343-348，2006．

好評書籍

複合性局所疼痛症候群（CRPS）をもっと知ろう
―病態・診断・治療から後遺障害診断まで―

編集　堀内行雄（川崎市病院事業管理者）

日常診療で鑑別に頭を悩ませたことはありませんか？

治療に難渋する「痛み」を伴う CRPS の"今"をわかりやすくまとめました．診断や治療にとどまらず、後遺障害診断や類似疾患まで網羅！早期診断・早期治療のための必読書です！！

オールカラー　B5 判　130 頁　定価（本体価格　4,500 円＋税）

<目次>
Ⅰ．病　態
　CRPS：疾患概念の変遷と最新の研究動向
Ⅱ．診　断
　CRPS 診断の実際―判定指標と診療方針の概論―
　CRPS の画像診断―BMD 計測および MRS による診断―
Ⅲ．治　療
　早期 CRPS の考え方とその対策―超早期ステロイド療法の実際を含めて―
　CRPS 様症状を訴える患者への精神科的アプローチ―鑑別診断も含めて―
　CRPS の薬物療法―病状，病期による薬物の選択―
　CRPS に対する漢方治療の実際
　CRPS のペインクリニックにおける治療―早期治療と慢性疼痛対策―
　温冷交代浴の理論と実際
　CRPS に対するリハビリテーションの実際
　CRPS typeⅡの手術療法
　CRPS に対する手術治療―病態別治療と生体内再生治療―
Ⅳ．後遺障害
　CRPS の後遺障害診断―留意点とアドバイス―
Ⅴ．関連・類似疾患
　採血による末梢神経損傷と CRPS
　ジストニアの診断と治療
　線維筋痛症（機能性疼痛・中枢機能障害性疼痛）の診断と治療，診断書記載

全日本病院出版会　〒113-0033 東京都文京区本郷 3-16-4　Tel：03-5689-5989
http://www.zenniti.com　　Fax：03-5689-8030

お求めはお近くの書店または弊社 HP まで

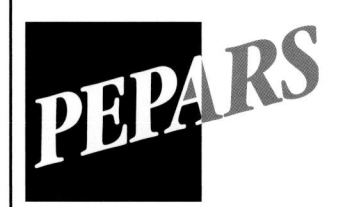

◆特集／手・上肢の組織損傷・欠損 治療マニュアル

外傷・熱傷による組織損傷・欠損の治療：手背・手掌熱傷に対する治療

田中　克己*

Key Words：熱傷(burns)，手指(hand and finger)，植皮(free skin graft)，遊離皮弁(free flap)，リハビリテーション(rehabilitation)

Abstract　　手の熱傷では，通常の熱傷と同様に年齢や受傷原因を確認するとともに，部位，広さ，深達度を適切に評価し，適切な治療法を選択することが重要となる．併せて，手の熱傷の肢位は機能予後に大きく影響を及ぼすことを認識しておかなければならない．また，手の熱傷では，リハビリテーションが機能の温存と回復に不可欠であり，初療時から積極的なリハビリテーションの介入が重要となる．特に広範囲熱傷合併例においては，比較的浅い手指熱傷の場合でも，手指の機能的予後が不良となることもあるため，救命治療と同時に考えることが必要である．

はじめに

　手の熱傷は身体において機能的ならびに整容的にも特別な部位であり，そのため特殊領域と呼ばれ，熱傷治療の際にも個別の配慮が必要となる．また，手背と手掌の皮膚は解剖学的にも生理学的にも大きく異なっており，さらに固有指では，深部構造を理解しなければ，治療結果にも大きく関わってくる．さらに年齢による熱傷の特殊性にも注意を払う必要がある．このような理由で，初療時から多くの問題点への対応を行うことが必要となる．

　一方，広範囲熱傷に合併する症例では，救命のための全身管理がまずは行われるが，併せて手部の熱傷に対する適切な局所管理も同時に行うことで救命後の社会復帰もより速やかに，質の高いものとなる．

　今回，手の熱傷の特徴とともに基本的な治療について詳述する．

手の解剖学的特徴

　手には関節機能を備えた固有指があり，固有指の背側先端部には爪が存在する．背側の皮膚と皮下組織は薄く，柔軟性に富み，下層には伸筋腱を中心とした指の伸展機構が存在する．そのため手背側の深い熱傷では，治癒の遷延や深部組織である伸筋腱や骨・関節の露出を生じる．一方，手掌側では，皮膚および皮下組織は厚い角質，表皮，真皮を有し，その下には線維性の隔壁に富んだ厚い皮下脂肪織の構造が認められる．この組織はクッションの役割とともに耐久性，耐圧性，ずれに対する抵抗性としても働いている．また，手掌では毛包や脂腺はほとんど存在せず，メラニン細胞も少ないため色素沈着もほとんど生じない．

　熱傷の部位と受傷機転の関係をみると，小児では，ストーブやホットプレートなどの高温の物体への直接の接触による手掌側の熱傷が多く，手指の屈曲拘縮になりやすい結果となっている．一方，成人では，手背側の熱傷が多いため，MP 関節背屈，指節間関節屈曲，母指内転拘縮といったいわゆる intrinsic minus position 様の瘢痕拘縮を生じやすい．

---

* Katsumi TANAKA，〒852-8501　長崎市坂本 1-7-1　長崎大学医学部形成外科，主任教授

表 1. 手部熱傷における基本的治療方針

深度・部位・範囲	局所治療基本方針	手指固定肢位
Ⅰ度熱傷	冷却	自由
Ⅱ度熱傷 　浅達性	保存療法 （軟膏・創傷被覆材）	良肢位圧迫包帯
深達性 　　手背：小範囲	保存療法 （軟膏・創傷被覆材）	良肢位圧迫包帯
：広範囲	Tangential excision＋遊離植皮	Intrinsic plus position
手掌	保存療法 （軟膏・創傷被覆材）	良肢位圧迫包帯
Ⅲ度熱傷	Early excision＋遊離植皮	Intrinsic plus position
深部組織露出	血管柄付き有茎・遊離組織移植	

手の熱傷に対する我々の基本的治療方針

1．手部の熱傷治療

手部熱傷における基本的な治療方針について述べる[1]（表1）．

A．Ⅰ度熱傷

Ⅰ度熱傷は熱による炎症の状態と考えられる．炎症が高度で，疼痛が強い場合にはステロイド含有軟膏を塗布し，症状に応じて非ステロイド系の消炎鎮痛剤の内服を行う．

B．Ⅱ度熱傷

Ⅱ度熱傷では，創面に上皮が残っているため，上皮化が期待できる．そのため熱傷創の早期の上皮化を阻害しないような治療が選択される．ワセリン基剤の軟膏の塗布や創傷被覆材を用いた閉鎖圧迫包帯による保存療法を行う．浅達性Ⅱ度熱傷（SDB）では受傷後2週程度で創治癒が得られるため瘢痕や瘢痕拘縮などの後遺症はほとんど生じない．

一方，深達性Ⅱ度熱傷（DDB）では小範囲の手背側の熱傷や手掌側の熱傷ではSDBよりも治癒までの期間がやや長くなるものの後遺症が生じることは少ない．特に手掌側の熱傷で，DDBと一部Ⅲ度熱傷（DB）が混在しているような症例では，積極的な保存療法を行っている．塩基性線維芽細胞増殖因子（basic fibroblast growth factor；bFGF）の使用が上皮化の促進や瘢痕の質の向上につながるとの報告があり[2]，当科でも早期から積極的に使用しており，良好な結果が得られている（図1）．

手背の広範囲のDDBでは創治癒まで3～4週以上を要するため，瘢痕拘縮による高度の変形を生じやすい．皮膚性の拘縮だけでなく，関節などの深部組織の拘縮につながるため，このような変形を予防するためには受傷後数日以内にtangential excisionとともに遊離植皮術を行い，適切なリハビリテーションを行うことが重要となる[3)4)]（図2）．

C．Ⅲ度熱傷（DB）

全周性のDBでは，指の循環障害による壊死が生じることもあるため，ドップラー血流計などによる評価を行いながら，必要に応じて速やかに減張切開を行う．

手背を中心としたDBでは，可能な限り早期にデブリードマンと遊離植皮を行う．一方，手掌の場合には，土踏まずからの植皮が，機能的にも整容的にも良好な結果が得られる[5)～7)]（図3）．しかし，創の状態によっては必ずしも良好な生着が期待できないこともあるため，まずは有毛部からの植皮で創閉鎖を図ることも少なくない．

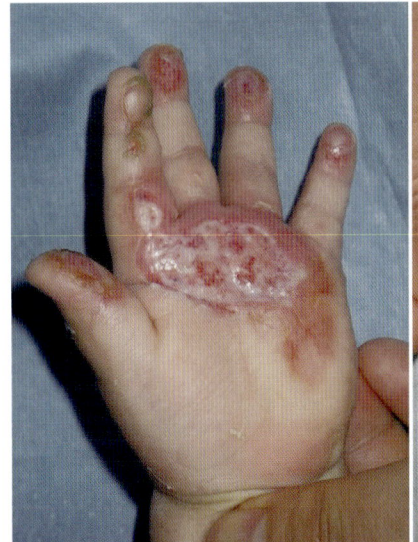

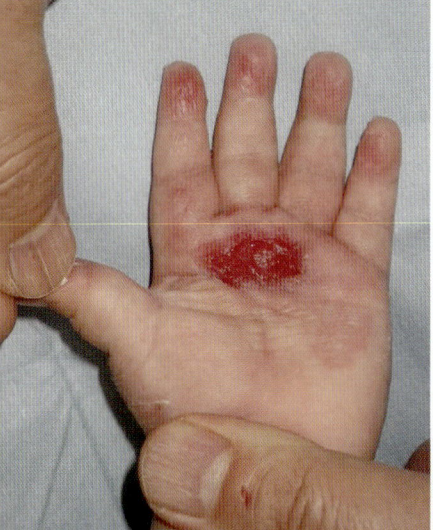

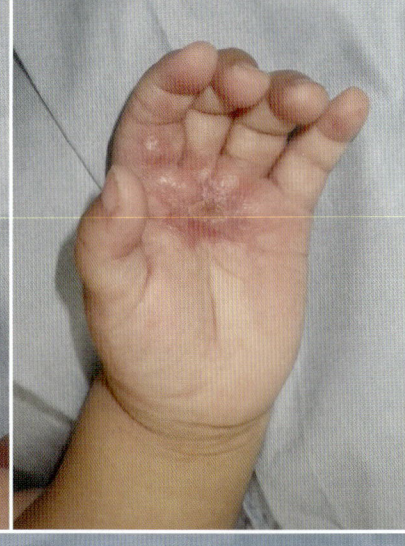

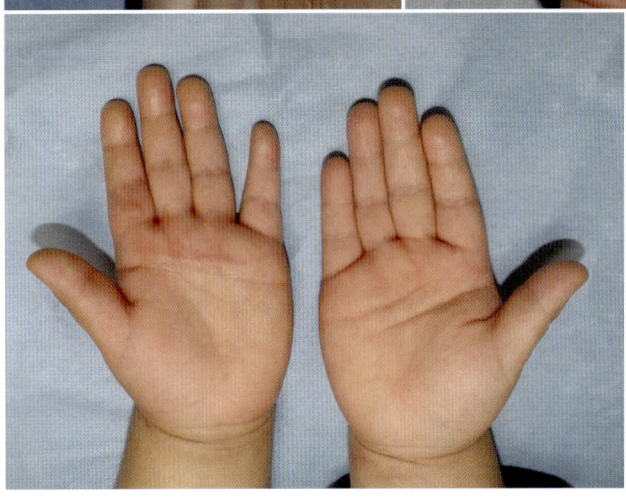

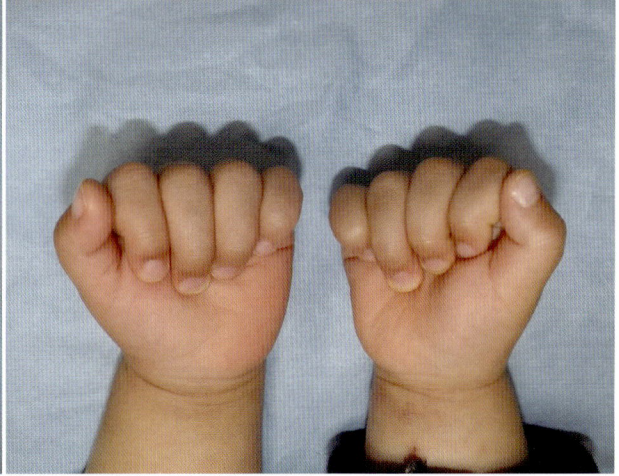

図 1. 1歳2か月, 男児. 左手掌部熱傷
ホットプレートに触れて受傷. 受傷翌日に当科を受診した.
a:当科初診時. 手掌側に DDB～DB の熱傷を認める. 保存治療を開始し, 外来で bFGF の投与を行った.
b:受傷後4週
c:受傷後6週で創閉鎖が完了した.
d, e:受傷1年6か月. 瘢痕拘縮はなく, 運動制限を認めない.

D. 腱・骨・関節に至る深達性熱傷

熱傷創が深部組織に及び, 腱や骨・関節などが露出あるいは組織の障害が認められる場合には, 早期の被覆が必要となる.

創の被覆にはまずデブリードマンと遊離植皮術が検討されるが, 明らかに深部組織の露出がある場合には, 積極的に有茎あるいは遊離皮弁移植を行うことで, 機能的・整容的な回復が得られる(図4). さらに腱や骨・関節の障害が大きい場合には同時再建は難しいことが多く, 二次的な再建を行うこととなる. その場合でも腱移植や腱移行あるいは骨移植などの手技も安全に行うことが可能となる.

2. 手指熱傷の肢位

手の熱傷治療を行う上で, 手指の肢位は重要な問題となる. 熱傷が手全体に及ぶような場合には, 高度の浮腫をきたし遷延しやすいため, 母指球筋, 小指球筋, 骨間筋, 虫様筋などの内在筋の高度の

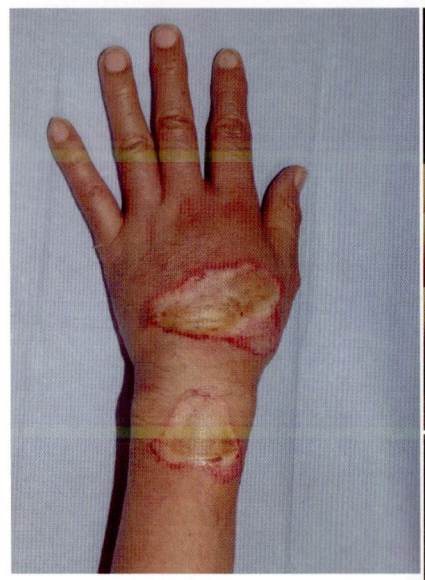

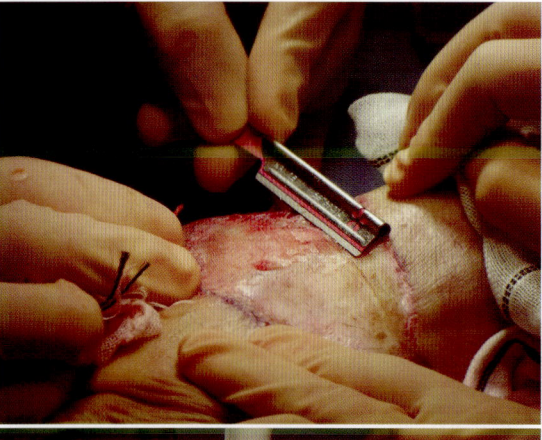

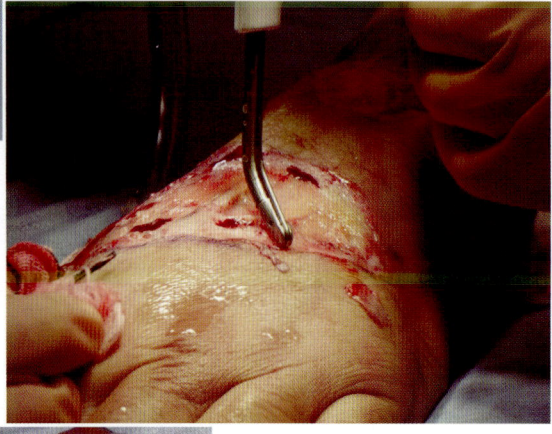

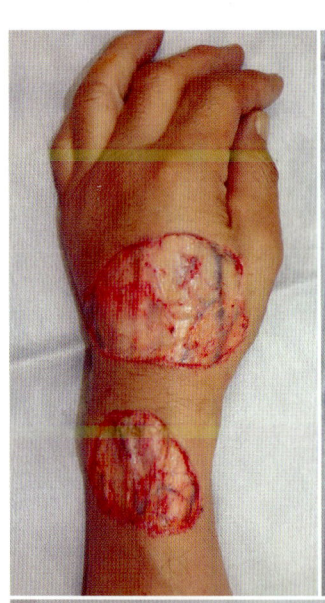

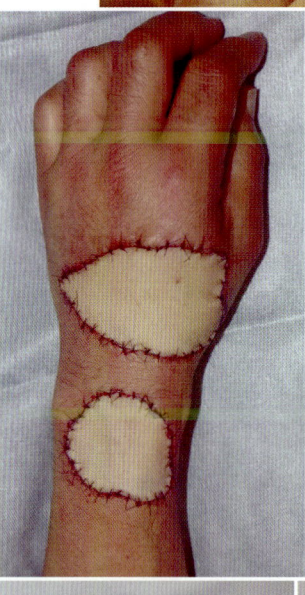

図 2.
56 歳. 男性. 左手背圧挫熱傷
高温の器械に左手を挟まれて受傷し，2 日後当院受診となる.
　a：当科初診時．手背側に DDB～DB の熱傷を認める．受傷後 5 日で手術施行
　b：カミソリによるデブリードマン
　c：ハイドロサージャリーシステムによるデブリードマン
　d：デブリードマン直後
　e：鼠径部からの全層植皮術を施行
　f, g：術後 1 年 4 か月．機能的にも整容的にも良好な結果となっている．

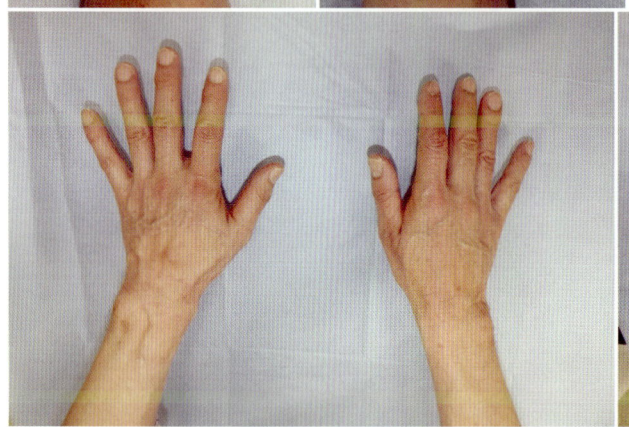

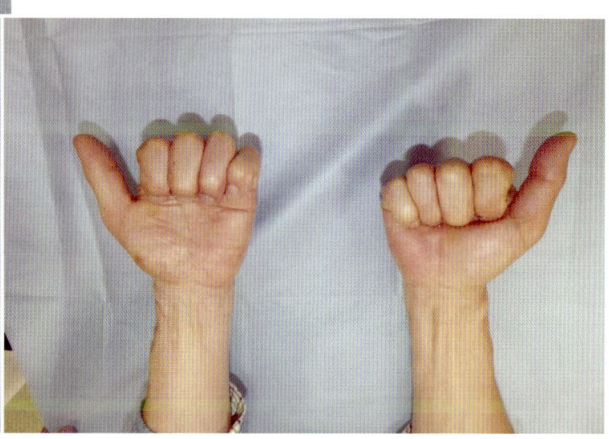

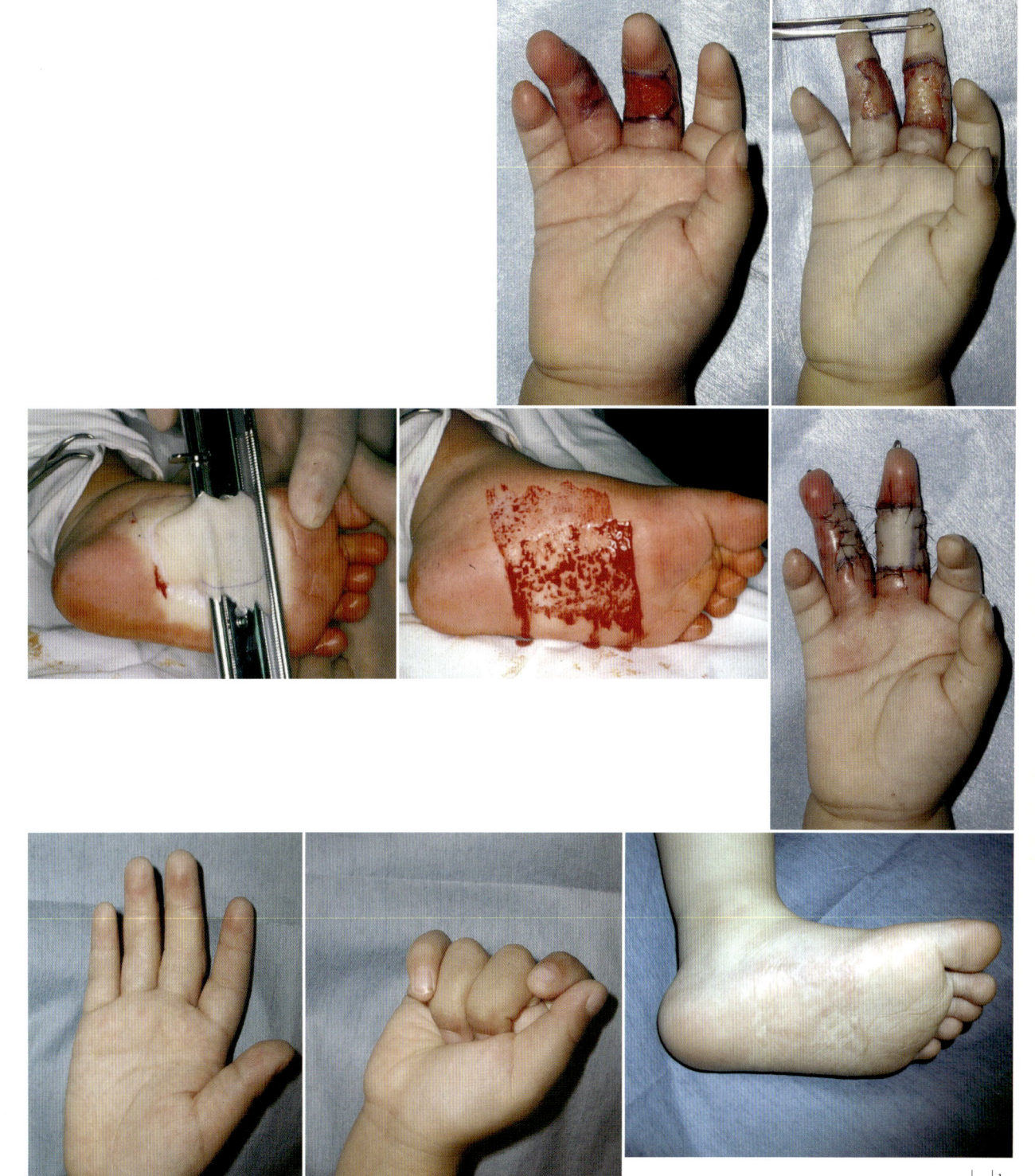

図 3. 1歳2か月,男児.右中・環指熱傷

電気炊飯器の蒸気で受傷し,近医で軟膏の外用療法を受けていた.受傷後3週で当科初診となる.
a:当科初診時.指掌側 DB の熱傷を認める.
b:全身麻酔下にデブリードマンを施行後の全層皮膚欠損の状態
c,d:土踏まずからの厚め分層植皮片を採取した.
e:植皮術直後の状態
f,g:移植後3年の状態.機能的にも整容的にも良好な状態
h:採皮部も問題を認めない.

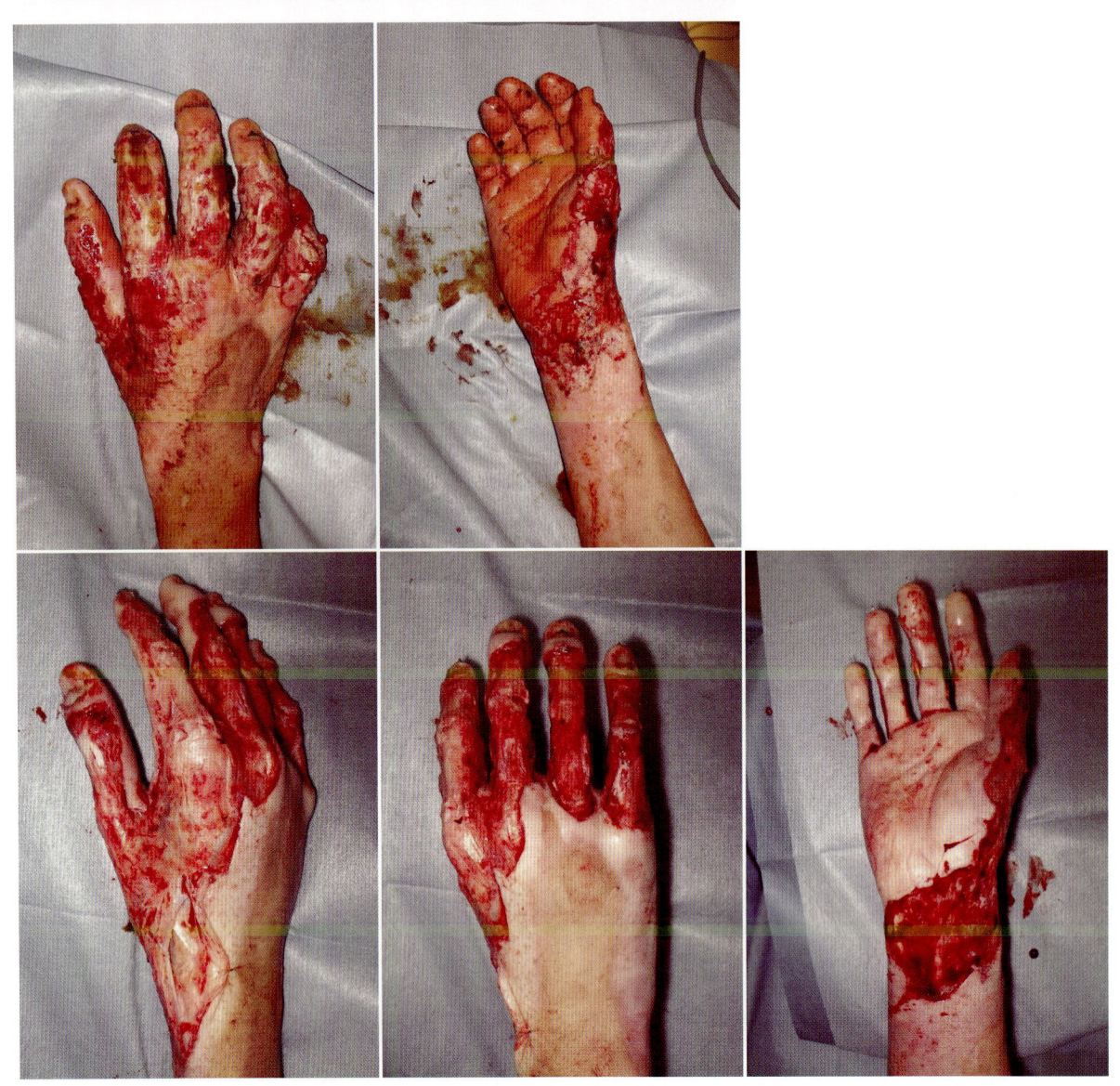

図 4-a～e. 24歳,男性.液化石油ガスによる手指凍傷
a,b:受傷後 1 週で遊離植皮術を施行したが,生着不良となった.受傷後 3 週の状態
c～e:デブリードマン後.骨・関節の露出を認めた.

a	b
c	d	e

線維化は,いわゆる frozen hand と言われる不可逆性の拘縮手につながり,結果として著しい機能障害をきたす.予防としては,患肢挙上と圧迫包帯を行いながら,早期の創治癒と積極的なリハビリテーションを行うことが重要となる.

手背あるいは手掌の小範囲の熱傷では良肢位(ボールを握るような肢位:母指外転対立位,指節間関節軽度屈曲位および中手指節関節軽度屈曲位)での圧迫包帯が基本である[8](図 5).

一方,手背の広範囲の DDB～DB 症例では,母指は外転対立位で,示指から小指は DIP 関節伸展,PIP 関節伸展および MP 関節 60～90°屈曲位の intrinsic plus position で,圧迫包帯を基本とする(図 6).この肢位を取ることで以下の利点が挙げられる.

1) 内在筋が緊張することで筋肉の拘縮が予防可能
2) MP 関節の関節嚢の癒着が防止され,側副靱帯の伸展維持による MP 関節の拘縮が予防可能

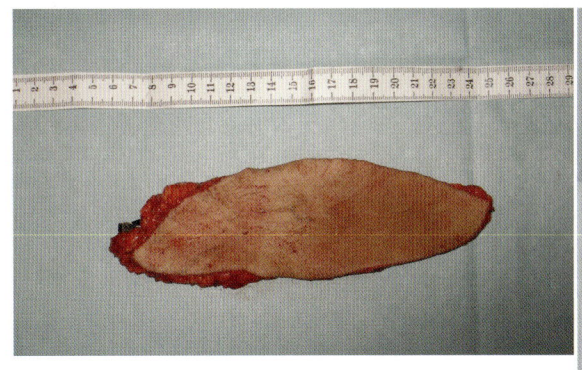

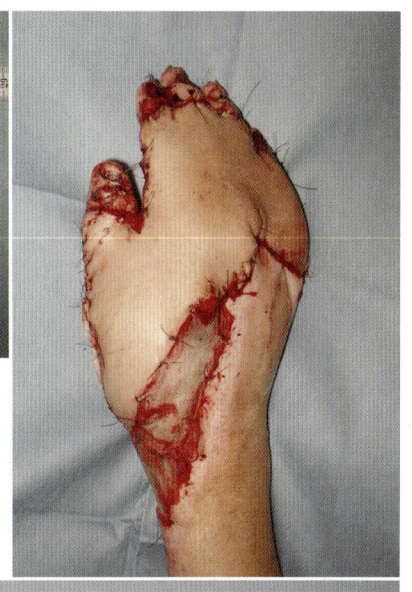

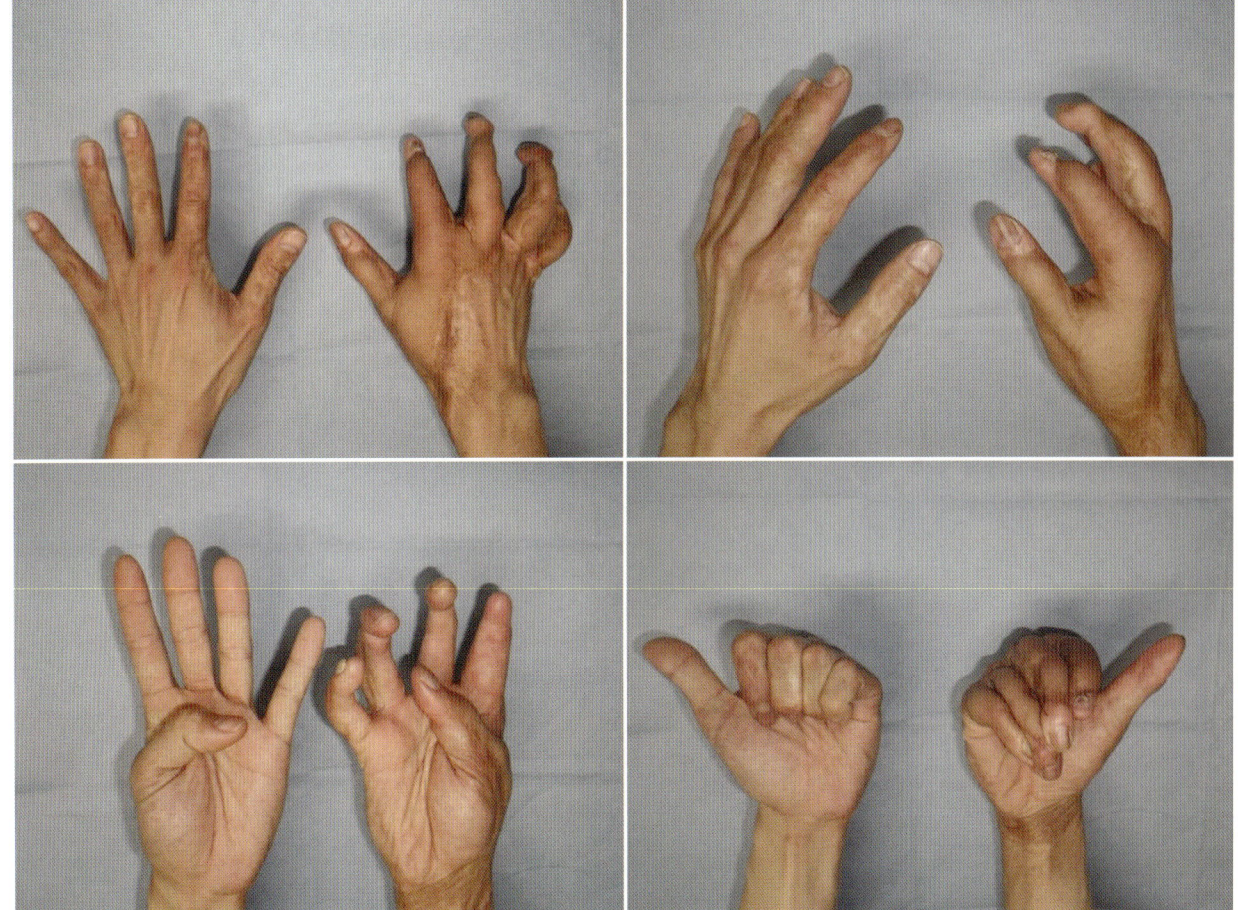

図 4-f〜k.
f：鼠径皮弁を採取し，thinning を行った．
g：皮弁移植直後．浅腸骨回旋動脈と橈骨動脈を端側吻合し，浅腸骨回旋静脈と皮下静脈を吻合した．皮弁は完全生着し，その後，指間の分離を行った．
h〜k：術後 8 年の状態で，修正手術は行っていない．

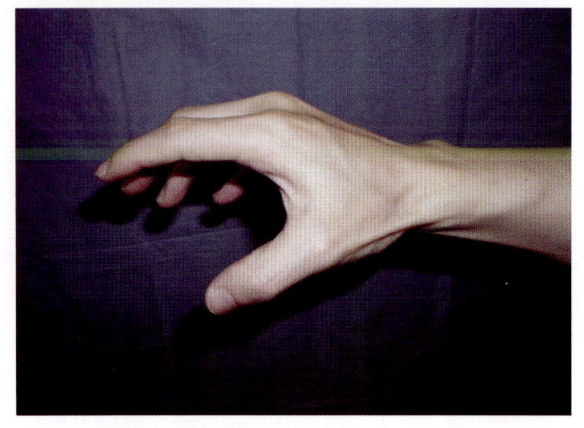

図 5. 機能的肢位（functional position）

3）PIP 関節の側副靱帯を緊張させることで，靱帯の長さを最長に維持し，手綱靱帯や掌側関節包の拘縮が予防可能
4）PIP 関節および DIP 関節が伸展されることで，関節直上の皮膚の傷害が最小となり，伸筋腱の二次的損傷が防止可能[8]

また，以前は全例で鋼線を刺入して，固定していたが，最近では関節軟骨への侵襲や骨髄炎の発生の点から，小児など症例を限定して行っている．

広範囲熱傷に合併する手熱傷

広範囲熱傷例では，救命が最優先され，治療の順番に制限が生じるために必ずしも早期からの手部の治療が可能とは限らない．また，手術時間の制限や移植皮膚の不足も問題となる．このような理由で，治療成績も一般に不良となる傾向にある[1)9)10]．我々は，救命を第一と考えているが，手の熱傷においては，まずは指数や指長を維持することに努め，次いで被覆の手段ならびにスケジュールを計画している．同時に意識の有無に関わらずベッドサイドでの早期からの自他動運動を行うことで，関節拘縮の予防に努めている．

治療時期に対して，最近では，超早期手術を行うことで手部への治療時期が従来よりも早くなることも報告されており[11]，治療成績の向上につながることが予想される．

手熱傷におけるリハビリテーション

広範囲熱傷の有無，熱傷創の状態，治療開始からの状況などが関節拘縮や筋肉の萎縮に関係することになる．特にリハビリテーションに関しては患者個々の状態により機能予後が変わるといっても過言ではない．受傷早期より次の点に注意してリハビリテーションを行うことが重要と考えている．

1）患肢挙上による浮腫の軽減を図る
2）手部では機能肢位や intrinsic plus position といった病態に応じた適切な肢位を行う
3）熱傷創が浅い場合や遊離植皮術後の経過が良好な場合には早期から積極的な自動運動を開

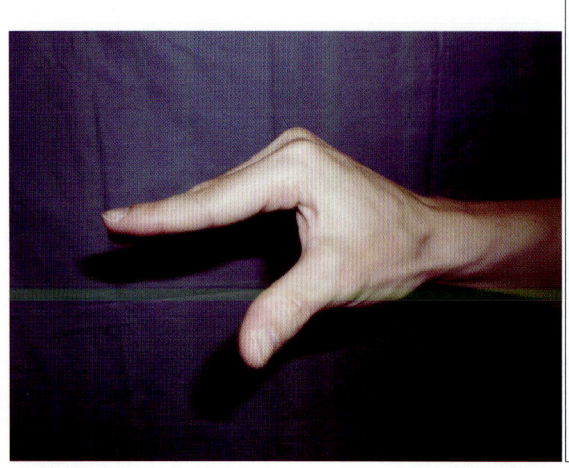

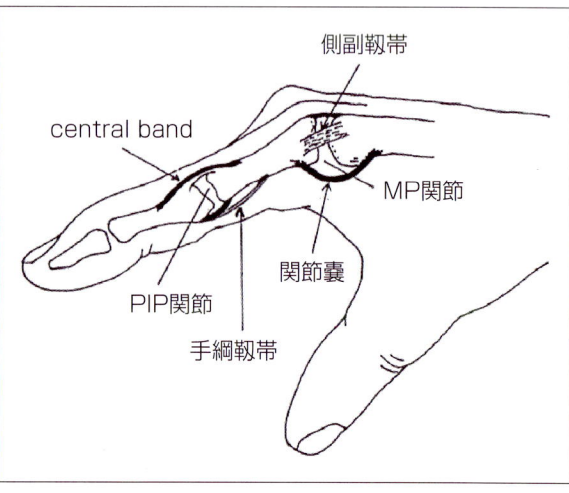

図 6. Intrinsic plus position

始する
4）手術が待機的となる場合には積極的な他動運動を行う
5）創治癒後は拘縮に対する適切な装具療法とリハビリテーションを随時行う

まとめ

手は露出部であるため，人前に手を出して様々な動きができることで，以前の生活に戻ることが可能となる．そのためにも熱傷の初期から的確な評価と適切な治療を行うことが重要と考えられる．

参考文献

1) 田中克己，安楽邦明，平野明喜：重症手指熱傷患者における術後機能に関する検討．日手会誌．**22**：874-880, 2005.
2) Akita, S., Akino, K., Imaizumi, T., et al.：The quality of pediatric burn scars is improved by early administration of basic fibroblast growth factor. J Burn Care Res. **27**：333-338, 2006.
   Summary 熱傷の局所治療におけるbFGFの瘢痕の質に関して言及している．
3) Janzekovic, Z.：A new concept in the early excision and immediate grafting of burns. J Trauma. **10**：1103-1108, 1970.
   Summary Tangential excisionの基本的な文献で，必読．
4) Jackson, D. M., Stone, P. A.：Tangential excision and grafting of burns. Br J Plast Surg. **25**：416-426, 1972.
   Summary Tangential excisionの基本的な文献で，必読．
5) Webster, J. R.：Skin grafts for hairless areas of hands and feet. Plast Reconstr Surg. **15**：83-101, 1955.
6) Leworthy, W. G.：Sole skin as a donor site to replace palmar skin. Plast Reconstr Surg. **32**：30-38, 1963.
7) 難波雄哉ほか：手掌掌側への分層植皮の採皮部としてのhairless areaについて．形成外科．**20**：584-589, 1977.
   Summary 本邦において土踏まずからの厚め分層植皮の手技を確立し，特に採取部の厚さにより植皮の拘縮と採取部位の治癒について詳述している．
8) 田中克己，藤井 徹：熱傷の局所療法．MB Orthop. **13**：30-40, 2000.
9) Sheridan, R. L., Hurley, J., Smith, M. A., et al.：The acutely burned hand：Management and outcome based a ten-year experience with 1047 acute hand burns. J Trauma. **38**：406-411, 1995.
   Summary 広範囲熱傷患者における手指の機能的予後に関して言及している．
10) Burke, J. F., Bondoc, C. C., Quinby, W. C. Jr., et al.：Primary surgical management of the deeply burned hand. J Trauma. **16**：593-598, 1976.
11) 片平次郎，仲沢弘明，菊池雄二ほか：超早期手術における手指深達性熱傷の治療戦略．形成外科．**53**：853-859, 2010.

Monthly Book Derma. 創刊 20 周年記念書籍

そこが知りたい 達人が伝授する
日常皮膚診療の極意と裏ワザ

■編集企画：宮地　良樹
（滋賀県立成人病センター病院長/京都大学名誉教授）
B5 判　オールカラー　2016 年 5 月発行
定価（本体価格：12,000 円＋税）　380 ページ
ISBN：978-4-86519-218-6 C3047

おかげをもちまして創刊 20 周年！
"そこが知りたい"を詰め込んだ充実の一書です!!

新薬の使い方や診断ツールの使いこなし方を分かりやすく解説し，日常手を焼く疾患の治療法の極意を各領域のエキスパートが詳説．「押さえておきたいポイント」を各項目ごとにまとめ，大ボリュームながらもすぐに目を通せる，診療室にぜひ置いておきたい一書です．

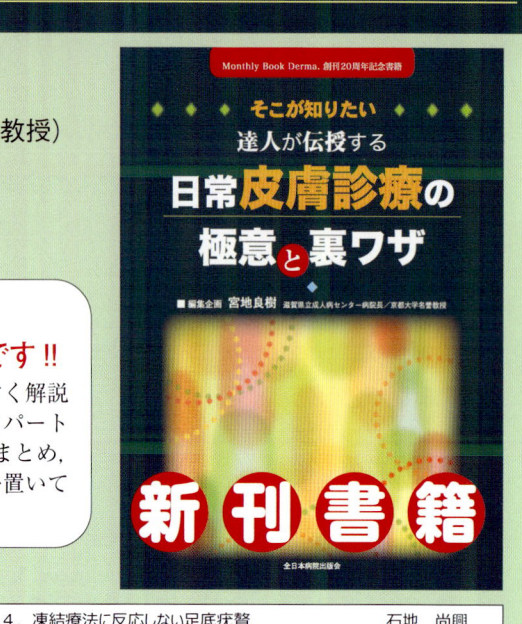

新刊書籍

目　次

Ⅰ．話題の新薬をどう使いこなす？
1. BPO 製剤　吉田　亜希ほか
2. クレナフィン®　渡辺　晋一
3. ドボベット®　安部　正敏
4. 抗 PD-1 抗体　中村　泰大ほか
5. スミスリン®ローション　石井　則久
6. グラッシュビスタ®　古山　登隆

Ⅱ．新しい診断ツールをどう生かす？
1. ダーモスコピー
   a) 掌蹠の色素性病変診断アルゴリズム　皆川　茜ほか
   b) 脂漏性角化症，基底細胞癌の診断ツールとして　貞安　杏奈ほか
   c) 疥癬虫を見つける　和田　康夫
   d) トリコスコピーで脱毛疾患を鑑別する　乾　重樹
2. Ready-to-use のパッチテストパネル活用法　伊藤　明子

Ⅲ．最新の治療活用法は？
1. ターゲット型エキシマライトによる治療　森田　明理
2. 顆粒球吸着療法　金蔵　拓郎
3. 大量 γ グロブリン療法
   ―天疱瘡に対する最新の治療活用法は？　青山　裕美
4. 新しい乾癬生物学的製剤　大槻マミ太郎

Ⅳ．ありふれた皮膚疾患診療の極意
1. 浸軟した趾間白癬の治療のコツ　常深祐一郎
2. 真菌が見つからない足白癬診断の裏ワザ　常深祐一郎
3. 特発性蕁麻疹治療―増量の裏ワザ　谷崎　英昭
4. 蕁麻疹寛解後いつまで抗ヒスタミン薬を内服すべきか　田中　暁生
5. アトピー性皮膚炎のプロアクティブ療法　中原　剛士
6. 母親の心を動かすアトピー性皮膚炎治療　加藤　則人
7. 帯状疱疹関連痛治療のコツ　渡辺　大輔
8. 爪扁平苔癬と爪乾癬の鑑別　遠藤　幸紀

Ⅴ．新しい皮膚疾患の診療
1. ロドデノール誘発性脱色素斑　鈴木加余子ほか
2. 分子標的薬による手足症候群　松村　由美
3. イミキモドの日光角化症フィールド療法　出月　健夫
4. 日本紅斑熱と牛肉アレルギーの接点　千貫　祐子ほか

Ⅵ．手こずる皮膚疾患の治療法～いまホットなトピックは？
1. 病状が固定した尋常性白斑　谷岡　未樹
2. 多発する伝染性軟属腫　馬場　直子
3. 急速に進行する円形脱毛症　大日　輝記
4. 凍結療法に反応しない足底疣贅　石地　尚興
5. 尋常性痤瘡のアドヒアランス向上法　島田　辰彦
6. テトラサイクリンに反応しない酒皶　大森　遼子ほか
7. メスを使わない陥入爪・巻き爪の治療法　原田　和俊
8. 掌蹠多汗症は治せる　横関　博雄
9. 痛みと抗菌を考えた皮膚潰瘍のドレッシング材活用法　門野　岳史ほか
10. 伝染性膿痂疹―耐性菌を考えた外用薬選択法　白濱　茂穂
11. IgA 血管炎（Henoch-Schönlein）
    ―紫斑以外に症状のないときの治療法は？　川上　民裕
12. 糖尿病患者の肝胝・鶏眼治療は？　中西　健史

Ⅶ．変容しつつある治療の「常識」
1. 褥瘡患者の体位変換は考えもの？　磯貝　善蔵
2. アトピー患者は汗をかいたほうがいい？　室田　浩之
3. スキンケアで食物アレルギーが防げる？　猪又　直子
4. フィラグリンを増やせばアトピーがよくなる？　大塚　篤司
5. 保湿剤で痒疹が改善する？　宇都宮綾乃ほか
6. 肝斑にレーザーは禁物？　葛西健一郎
7. 小児剣創状強皮症にシクロスポリンが効く？　天日　桃子ほか
8. 下腿潰瘍の治療は外用より弾性ストッキングのほうが重要？　藤澤　章弘
9. 皮膚科医に診断できる関節症性乾癬とは？　山本　俊幸
10. 一次刺激性接触皮膚炎の本態は？　川村　龍吉
11. 長島型掌蹠角化症は意外に多い？　椛島　健治
12. 菌状息肉症はアグレッシブに治療しないほうがいい？　菅谷　誠
13. 脂腺母斑に発生する腫瘍は基底細胞癌ではない？　竹之内辰也
14. 扁平母斑とカフェオレ斑―日本と海外の認識の違いは？　伊東　慶悟
15. 帯状疱疹で眼合併症の有無を予見するには？　浅田　秀夫

TOPICS
1. 乳児血管腫に対するプロプラノロール内服療法　倉持　朗
2. 乾癬治療薬として公知申請に向け動き出したメトトレキサート　五十嵐敦之
3. 帯状疱疹ワクチン開発の現況　渡辺　大輔
4. 日本人の肌の色を決定する遺伝子は？　阿部　優子ほか
5. IgG4 関連疾患　多田　弥生ほか
6. ジェネリック外用薬の問題点　大谷　道輝
7. 好酸球性膿疱性毛包炎―日本の現状は？　野村　尚史
8. 足底メラノーマは汗腺由来？　岡本奈都子
9. がん性皮膚潰瘍臭改善薬―メトロニダゾールゲル　渡部　一宏

(株)全日本病院出版会
〒113-0033　東京都文京区本郷 3-16-4
TEL：03-5689-5989　FAX：03-5689-8030
お求めはお近くの書店または弊社ホームページ（http://www.zenniti.com）まで！

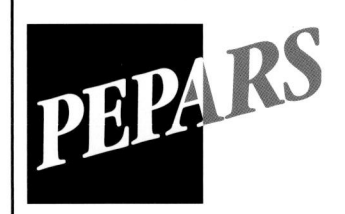

◆特集／手・上肢の組織損傷・欠損 治療マニュアル

外傷・熱傷による組織損傷・欠損の治療：
手・上肢の瘢痕拘縮に対する治療

鳥谷部荘八*

Key Words：瘢痕拘縮（scar contracture），Z 形成術（Z-plasty），植皮術（skin graft），局所皮弁（local flap），穿通枝皮弁（perforator flap），スプリント（splint）

Abstract 手指，上肢の瘢痕拘縮は外傷や熱傷などにより引き起こされ，時に関節部に及び，機能障害を引き起こす．また露出部ということもあり整容的な配慮も非常に重要である．再建部位や欠損の大きさにより様々なバリエーションがあり，症例に応じた対応が必要である[1]．一般的な瘢痕に対する考え方から植皮術，局所皮弁はもとより，従来よりの橈側前腕皮弁，後骨間動脈皮弁などの標準的皮弁，各種穿通枝皮弁などの注意点について報告する．また日常診療で多くみられる小児の手指熱傷瘢痕拘縮に対しては，成長の問題やドナーサイトの選択などの問題を孕んでおり注意が必要である．再拘縮予防のため，スプリントを含めた後療法も大切である．

はじめに

手指，上肢の瘢痕拘縮は外傷や熱傷などにより引き起こされ，時に関節部に及び機能障害を引き起こす．また露出部ということもあり整容的な配慮も非常に重要である．まさに機能と整容のバランスが大切である．再建部位や欠損の大きさにより様々なバリエーションがあり，症例に応じた対応が必要である．一般に拘縮解除後の組織欠損部に対しては全層植皮術による再建が行われることが多いが，広範囲にわたる欠損や関節部での欠損に対しては植皮より薄くてしなやかな皮弁による被覆が運動上望ましい[2]．一般的な瘢痕に対する考え方から植皮術，局所皮弁はもとより，従来よりの橈側前腕皮弁，後骨間動脈皮弁などの標準的皮弁，各種穿通枝皮弁などに至るまで我々の経験を踏まえて，注意点について報告する．

また日常診療で多くみられる小児の手指熱傷瘢痕拘縮に対しては，成長の問題やドナーサイトの選択などの問題を孕んでおり，注意を要する．小児の手指熱傷瘢痕拘縮へのマネージメントに関しても論じる[1]．最後に瘢痕拘縮形成術後の後療法につき，再拘縮予防の観点からその実際について解説する．本稿ではなるべく教科書的な事項は割愛して，日常診療上，特に必要なことを重点的に述べたい．

瘢痕拘縮の診断

手・上肢の瘢痕拘縮を実際に治療する上で重要なことは，正確な診断をすることである．手指機能の観点から，正確な診断なしに適切な治療はない．まずは以下の観点に注意し診断をする．

1）患者背景（年齢，合併症，抗血小板剤・抗凝固剤などの投薬の有無など）や ADL，小児であれば成長を考慮する．
2）受傷機転や原因（外傷や熱傷，電撃傷など）により拘縮の程度（大きさや深さ）を予想する．
3）可動域制限の有無やその程度を把握する．術前後で自動・他動での関節可動域の角度は必ずカルテなどに記載する．
4）患者の自覚症状に配慮する．手指の完全伸展

* Sohachi TORIYABE，〒983-8520 仙台市宮城野区宮城野 2-8-8 独立行政法人国立病院機構 仙台医療センター形成外科・手外科，医長

が可能であっても，瘢痕による違和感やつっぱり感を自覚することがある．

5）拘縮の性状を判定する．瘢痕拘縮の大きさや広がり，関節部との関係について考える必要がある．線状に拘縮をきたしているのか，面状に拘縮をきたしているのかは術式や再建材料に深く関わってくる．

6）関節拘縮や腱癒着などの深部拘縮の有無を確認する．一般的な CT や MRI などでは深部組織までの損傷ははっきりとわからないのが現状である．一方超音波検査は近年解像度が増し，手指の関節を動かしながらの診断ができる．深部まで拘縮が及んでいるか否かダイナミックに診断が可能なツールであり，非常に有用である．

7）鑑別診断を要する疾患に注意する．以下に述べる疾患とは鑑別しなければならない．腱性・腱膜性など結合組織性拘縮，フォルクマン拘縮や廃用症候群などの筋性拘縮，痙性麻痺などの神経性拘縮，Dupuytren 拘縮や強皮症などである[3]．

瘢痕拘縮の治療

手・上肢の瘢痕拘縮治療においては，単に「瘢痕を切除して何かでカバーする」と捉えてはならない．瘢痕拘縮の治療の主座は「どのような皮弁を選択するか？」ではなく，「確実に拘縮を解除する」ことにあることを肝に銘じなくてはならない．組織充填の手術ではなく，機能改善の手術である．しかし機能面一辺倒では露出部である手指の整容面への配慮が乏しくなる．改めて強調するが機能的再建と整容的配慮の両輪が大切である．したがって十分な治療戦略を練らなければよい結果は得られない．

手・上肢瘢痕拘縮の治療上，重要なコンセプトしては以下の事項を挙げる．

1. 瘢痕の性状を知ること，2. 部位による瘢痕拘縮治療の違いを知ること，3. 深部組織の拘縮について考えること，4. ドナーサイトへの配慮を考えること，そして 5. 後療法[3]の重要性を認識すること，である．

1．瘢痕の性状を知る

診断の事項でも触れたが，線状に拘縮をきたしているのか，面状に拘縮をきたしているのかは術式や再建材料に深く関わってくる．

A．線状瘢痕拘縮

いわゆる切創に代表される縫合創は皮指線と交わることで線状の瘢痕拘縮をきたす．このような線状瘢痕拘縮の場合には連続 Z 形成術などが有効である（図 1）．重要なことは，縫合線は皮指線に一致させるということである．Z の位置や大きさは決め打ちして切開してはならない．縫合しながら適宜 Z の位置を微調整するのがコツである．Z 形成を行うとその延長効果により当初のデザインに微妙にずれを生じ，縫合線が皮指線と一致しなくなる．筆者は近位より Z 形成を行いながら，縫合線を皮指線に確実に一致させている．

B．広い線状瘢痕拘縮

シンプルな Z 形成をするには瘢痕の幅がやや広く皮膚に余裕がない場合，または瘢痕を切除して植皮を行うほど広い瘢痕ではない場合である．このような場合には瘢痕拘縮を離断し局所皮弁にて被覆するとよい．瘢痕拘縮は皮弁により分断され，瘢痕はより成熟化する[4]．特に有効な皮弁は指においては digito-lateral flap[5]がその代表である（図 2）．皮弁の選択も大切だがそれ以上に重要なことは瘢痕を確実に切離するということである．軟らかい組織（屈筋腱腱鞘など）まで露出させ，十分に拘縮を解除する．他動的に伸展が十分可能になるまで確実に行う．拘縮解除後の皮膚欠損を計測し，皮弁の大きさをデザインする．コツは皮弁の長さではなく幅にある．できるだけ皮弁の長軸は側正中線に一致させ，縫縮可能な最大幅の皮弁をとるようにする．

C．面状瘢痕拘縮

面状の瘢痕は拘縮後解除の皮膚欠損が比較的大きくなり，植皮や比較的大きな皮弁（有茎，遊離皮弁ともに）での再建が必要となる．なかでも手指

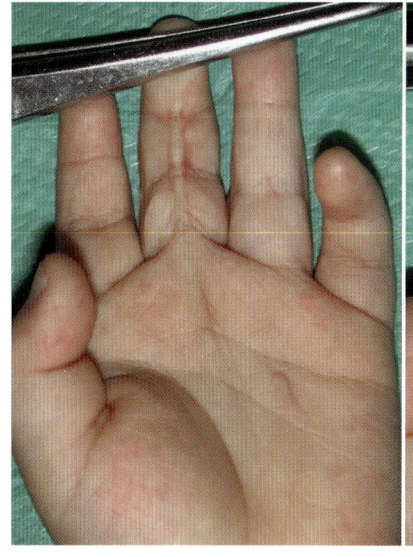

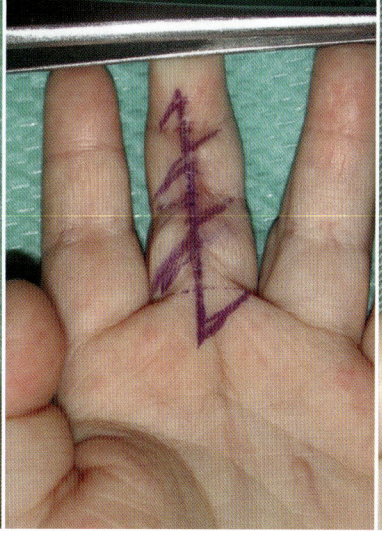

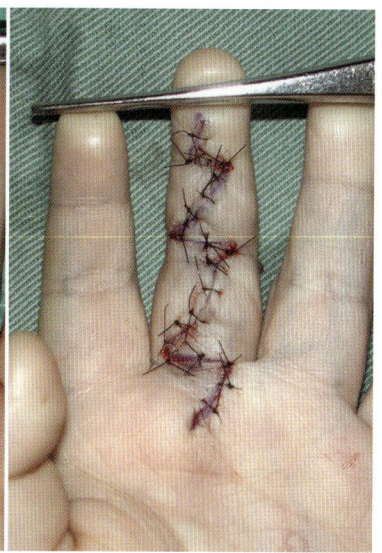

図 1. 連続 Z 形成術
a：術前．左中指掌側中央の線状瘢痕拘縮
b：デザイン．連続 Z 形成術
c：縫合直後．縫合線を皮指線にできるだけ一致させることが肝要

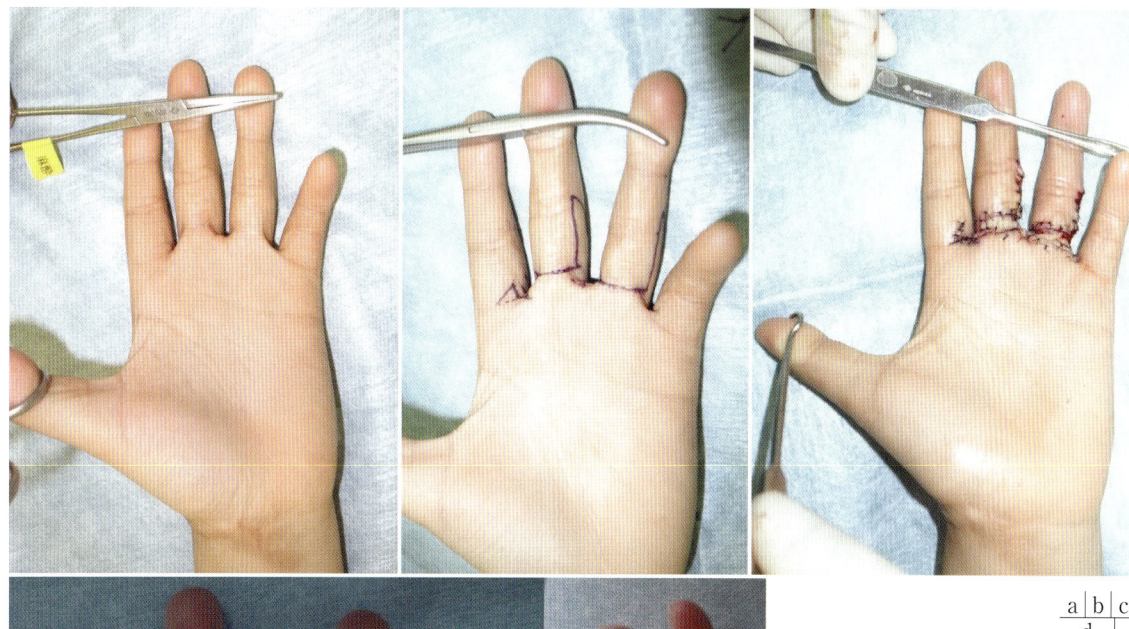

図 2.
Digito-lateral flap
a：術前．示指～環指基節部掌側の広い線状瘢痕拘縮
b：デザイン．示指に Z 形成，中環指にはそれぞれの尺側側正中からの digito-lateral flap をデザイン
c：縫合直後．示指～環指の完全伸展
d：術後 5 年．再拘縮は認めない．

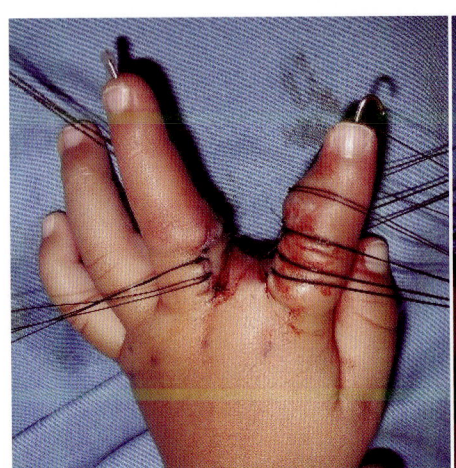

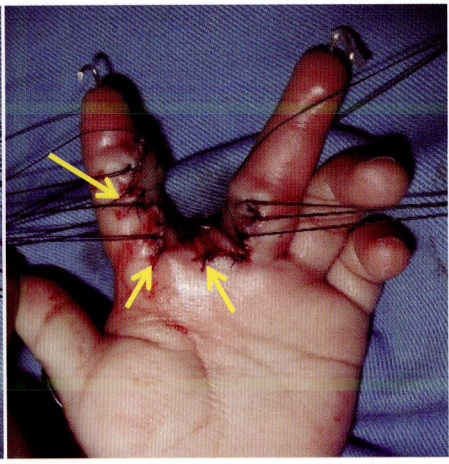

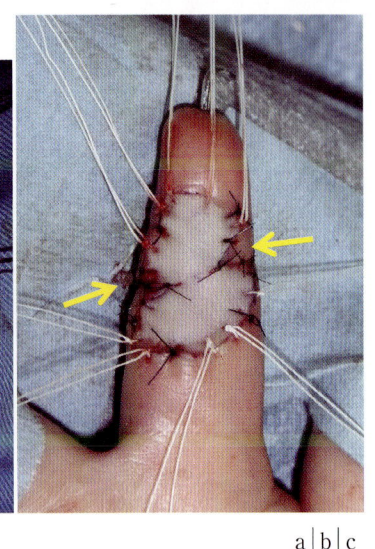

図 3. 全層植皮と局所皮弁の組み合わせ　　　　　　　　　　　　　　a｜b｜c
　a：背側矩形皮弁と全層植皮．先天性合指症のごとく指間形成を行った．
　b，c：全層植皮片縁にＺ形成やジグザグを入れ再拘縮を避ける．

瘢痕拘縮への再建材料の基本は全層植皮であり，皮弁との組み合わせにより非常に効果的な再建が可能となる．全層植皮術自体のコツはこの場では割愛するが，特に手指瘢痕拘縮への全層植皮術の工夫点は以下の点が挙げられる(図3)．

① 関節部や皮指線はジグザグ切開により植皮片縁の直線化を避ける．

② 関節面をまたぐような植皮の場合，できるだけ小皮弁で植皮片を分断する．

①②の目的はいずれも再拘縮を予防することにある．植皮は多少なりとも収縮のリスクがあり，皮指線での植皮片縁は将来にわたる更なる瘢痕拘縮につながるため，このような小さな工夫がそれらの防止に役立つ．

③ 完全生着(100%を目指し)のために，確実なtie-over 固定と鋼線固定を行う(特に小児例)．

植皮片の完全生着こそがこの手術の整容的にも機能的にも最も重要な要素と考えている．少々のうっ血や片縁のびらんも許さぬような植皮術を心がけるべきである．そのためには安全確実な固定が不可欠であると考えている．鋼線固定までは不要であるなどと各種の工夫の報告もあるが，鋼線固定が最も安全確実な固定法である．Tie-overは術後 7 日目に除去し，鋼線は 10 日目に抜去する．その後適宜スプリント療法を行う(後述)．

全層植皮術以外に面状の瘢痕拘縮再建に対しては皮弁も用いられる．筆者が好んで用いている皮弁は有茎皮弁では腹部有茎皮弁，中手骨間動脈皮弁，後骨間動脈皮弁，橈骨動脈穿通枝皮弁があり，遊離皮弁では前外側大腿皮弁，内側足底皮弁，腹直筋穿通枝皮弁，浅側頭筋膜弁(＋分層植皮)などがある．

２．部位による瘢痕拘縮治療の違いを知る

指，指間，手部，手関節，肘関節において瘢痕拘縮は部位の大きさや周囲の皮膚の性状などにより拘縮の程度，利用可能な皮弁などが異なる[2]．したがってそれぞれにおいて特徴を有し，手術における注意点がある．ここでは各部位での術式の工夫を述べる．

A．指・指間部

指固有部の拘縮は 1．の B．，C．で述べた通り，広い線状拘縮では digito-lateral flap(図2)，面状では全層植皮と局所皮弁の組み合わせが有効である(図3)．

一方，指間部においてはいわゆる「水かき」に対する対応と瘢痕性の「合指」に対する対応が必要である．指間の上昇や狭小化に代表される「水かき」に対しては，教科書的にはＺ形成術，4-flap，5-flap などが挙げられる．瘢痕性「合指」に対しては拘縮の原因となる瘢痕は深部に至るまでできるだけ切除し，先天性の合指症に準じた背側皮弁と全層植皮術の組み合わせが有効である(図4)．筆者

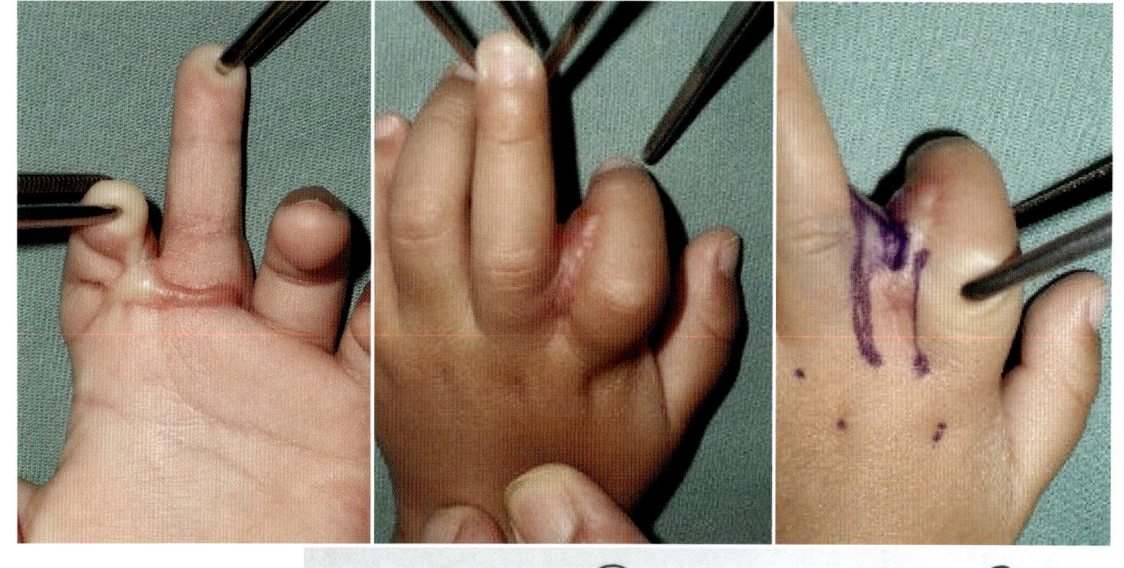

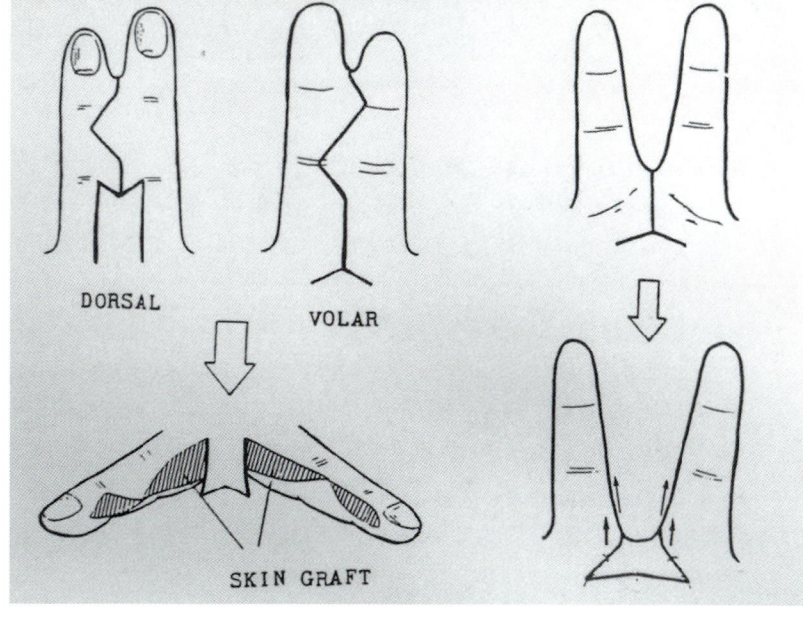

図 4.
瘢痕性合指症
a, b：右示中指の熱傷瘢痕性合指
c, d：背側 M 字型皮弁．M 字型皮弁の先端を入れ込むことによって指間の再上昇を予防する．
(d は文献 6 より引用)

は背側矩形皮弁の中でも M 型皮弁を好んで用いている[6]．単純な矩形弁に比べ M 字型にすることで指間の再上昇を予防することができる(図 4-c, d)．

第 1 指間部は他の指間とは異なり，十分な拡大を要し手全体の機能に関与する．拘縮が小範囲である場合には前述の Z 形成術，4-flap，5-flap が有効である．一方，広範囲の場合には Spinner flap やその他の皮弁を用いることが多い．筆者は後骨間動脈皮弁[7,8]（症例 1）や橈骨動脈穿通枝皮弁[9]〜[11]（症例 2）をよく用いている．しかしこれらの皮弁は前腕に長い瘢痕が生じるため整容面から言えばベストな皮弁とは言い難く，年齢や性別など十分に考慮した上で適応させることが大切である[12]．

B．手部(手掌部，手背部)

手掌と手背では皮膚の厚みや質感が異なり，特に熱傷瘢痕拘縮ではそれぞれに対応した再建が好ましい[2,3]．手背は皮膚が薄く拘縮に至るような外傷では伸筋腱損傷や露出を伴うことも多い．手背瘢痕拘縮の場合には瘢痕の切除により容易に伸筋腱の露出を認める．したがって何らかの皮弁による被覆が望ましく，後骨間動脈皮弁，橈側前腕皮弁，橈骨動脈穿通枝皮弁，腹部有茎皮弁などがよく用いられている．できるだけドナーの犠牲を最小限に考慮した皮弁選択がよい．

一方手掌は皮膚が厚いため深部まで損傷を受けることが比較的少ないため，十分な瘢痕切除と適切な全層植皮による再建が安定した結果をもたらしている．各種遊離皮弁による再建なども多く報告されているが，選択する再建材料はドナーサイトへの配慮(後述)を十分に考慮すべきであり，犠牲が少なくかつ機能的に良好で美しい手指・上肢の再建を心がける．

C．手関節部

手指関節と同様であるが手関節，肘関節においても関節部をまたぐ拘縮は確実な瘢痕切除が重要である．また関節部での欠損に対しては植皮より薄くてしなやかな皮弁による被覆が運動上望ましい[2]．手関節部においては1枚の全層植皮によって再建するより皮弁によって関節部を被覆することが将来の再拘縮予防に寄与するものと考えている．この部位では橈骨動脈穿通枝皮弁が非常に有効である(症例2)．

D．肘関節部

手関節部と同様に関節部は上腕動脈の各種穿通枝皮弁が有効である．また尺側反回動脈皮弁，橈側反回動脈皮弁が有効である[13]．

3．深部組織の拘縮・癒着はないか考える

熱傷などによる瘢痕拘縮の際には深部組織の拘縮や癒着がないかあらかじめ確かめる必要があることは診断の項目で強調した．これには超音波検査が有用であり，再建を要する組織を正確に診断することが治療上重要である．関節拘縮や腱の癒着，筋性拘縮，靱帯損傷など深部組織の再建手術をしなければ皮膚性拘縮のみを改善しても良好な結果は得られない[14]．一般に屈筋腱剝離を要するようなものは少なく伸筋腱剝離や移植などを行うことはよくある．また小児の瘢痕拘縮は深部組織への拘縮は少ないが，関節の亜脱臼を生じ関節形成にまで至ることは経験する[15]．

熱傷瘢痕拘縮において比較的よく認められる深部組織の損傷・拘縮は以下のものが挙げられる．

A．PIP関節部拘縮による掌側板拘縮

熱傷による直接損傷は稀であるが，この部位での成人の瘢痕拘縮は容易に掌側板の短縮や癒着が生じ得る(小児例にはほとんどない)．瘢痕切除後に手綱靱帯や副靱帯の切離(通常の関節授動であるため成書を参照)を行い，PIP関節を完全伸展させる．関節拘縮が高度な場合で術後再拘縮がすぐに予想されるような場合にはK鋼線で一時的に仮固定をする場合もある．術後はカペナスプリントなどを用いた後療法を行う．

B．第1指間の拘縮に伴う母指内転筋拘縮

第1指間は皮膚性の拘縮に加え，母指内転筋の短縮や拘縮を認めることもある．皮膚性拘縮を解除しても母指内転筋拘縮により第1指間の十分な開大が得られないこともあるため，内転筋横頭の切離を行うことがある(症例1)．術後の第1指間開大用のスプリント療法は極めて重要である．

C．手背部瘢痕拘縮に伴う伸筋腱損傷

手背部は皮膚が薄いために瘢痕拘縮形成術の際に腱の露出を伴うことが多い．また瘢痕拘縮が高度な場合には伸筋腱の断裂や短縮を認めることもある．術前に超音波検査を行い，腱移植や腱剝離の必要性について術前に十分検討する．腱剝離で対応できることが多いが，腱移植を要する場合には長掌筋腱による腱移植術や隣接腱への腱移行術を追加する必要がある．伸筋腱再建後は何らかの皮弁による被覆が必要となり，後骨間動脈皮弁，橈側前腕皮弁，橈骨動脈穿通枝皮弁，腹部有茎皮弁などが用いられる．

4．ドナーサイトへの配慮を考える

手・上肢瘢痕拘縮に対する手術においては植皮術であれ皮弁術であれ，すべからくドナーが必要である．手指・上肢は露出部であり，整容的な配慮からやはりドナーサイトへの配慮が必要となってくる．

A．植皮のドナーサイト

高度広範囲熱傷などにより全層植皮のドナーに制限がある場合を除いて，基本的には全層植皮術により皮膚欠損を再建する．露出部である手指への全層植皮のドナーサイトはカラーマッチやテクスチャーマッチを考えて選択しなければならな

い[1]．以下に主なドナーサイトの特徴を示す．

1）鼠径部・下腹部
大きなサイズが採取可能であり，一次縫縮できるため以前よりよく用いられていた．しかし真皮が厚く，有毛部にかかると植皮後に毛髪が生えてくることもある．術後の色素沈着が最大の問題となる[1,16,17]．広範囲欠損以外には使用することは少ない．

2）内顆下部
手指とは色調や質感が近いためよく用いられる．しかし一次縫縮できるには限界があり，比較的小範囲欠損に用いられる．術後の色素沈着も非常に少ない[16,17]．

3）土踏まず部
全層でも分層でも採取可能である．全層で採取した場合には他部位よりの植皮が必要となる．分層の場合は厚め分層となり，術後の肥厚性瘢痕が問題となる．色調や質感は非常によく手指になじむ[18]．

B．皮弁のドナーサイト
Digito-lateral flap などの局所皮弁ではあまり問題にはならないが，遠隔皮弁や遊離皮弁では術後瘢痕などの問題が生じる．前述の通り有茎皮弁では腹部有茎皮弁，中手骨間動脈皮弁，後骨間動脈皮弁，橈骨動脈穿通枝皮弁などがよく用いられ，遊離皮弁では前外側大腿皮弁，内側足底皮弁，腹直筋穿通枝皮弁，浅側頭筋膜弁(＋分層植皮)などがよく用いられている．しかしドナーの犠牲を払ってもそれに見合った利益が得られる場合にのみ，それらの皮弁を選択する．手指瘢痕拘縮への小さな皮膚欠損に対して，前腕や手部に長い瘢痕を残すような皮弁を採取することは，必ずしも患者の利益にはならないということを肝に銘じなければならない[12]．

5．後療法の重要性を認識する
後療法はリハビリテーション，スプリント療法，局所圧迫固定，内服治療などが挙げられる．

A．リハビリテーション
一般的に植皮術を行った場合には術後7日目に

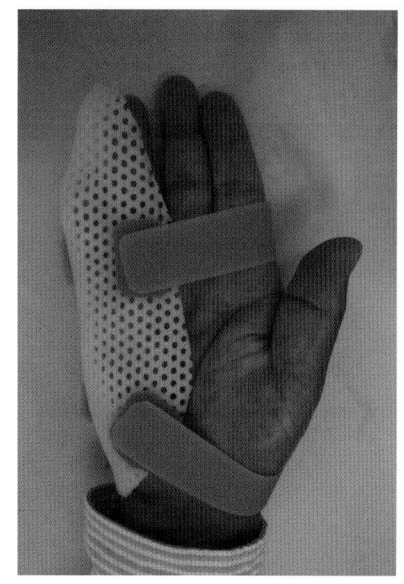

図 5．夜間伸展スプリント
熱可塑性プラスチックとベロクロを組み合わせて，患者に合わせたスプリントを作成する．

tie-over を除去し，術後10日目くらいより軽い手指屈伸運動から開始する．以降徐々に制限を除去していく．皮弁術の場合には術後7日目より行うことが多い．腱・関節靱帯など深部組織の手術を行った場合には術後2週間の固定を行うことが多いが，固定中も全く動かさないのではなく処置時などには他動屈曲と軽い自動伸展や passive flexion and active holding などを行う．

B．スプリント療法
術後瘢痕が成熟するまでは伸展スプリントを行う．現実的には手指は動かさなければ拘縮をきたすリスクがあり，いつまでも安静固定を強いることがあってはならない．過度な固定は手指機能にとっては好ましいものではない．また肢位は intrinsic plus position での固定では術後瘢痕拘縮を助長することがあるため，手指伸展0°でのスプリントとする．我々は術後固定を約2週間ほど行うことが多く，それ以降の固定は夜間のみの副木としている．熱可塑性プラスチックを用いた伸展位装具を患者に合わせて作成している(図5)．

C．局所圧迫固定
一般的な粘着テープ(サージカルテープなど)，粘着性スポンジ(レストン®など)，粘着性シリコンジェルシートなどを用いた創部への直接圧迫は

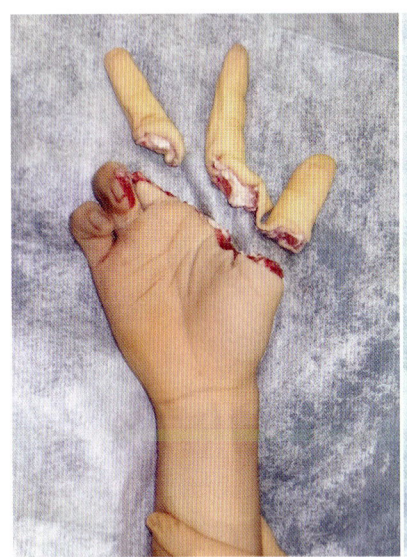

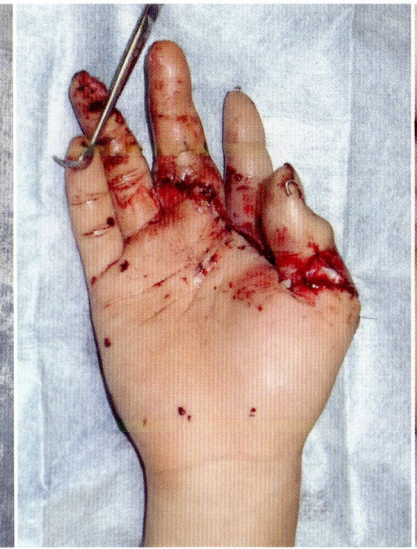

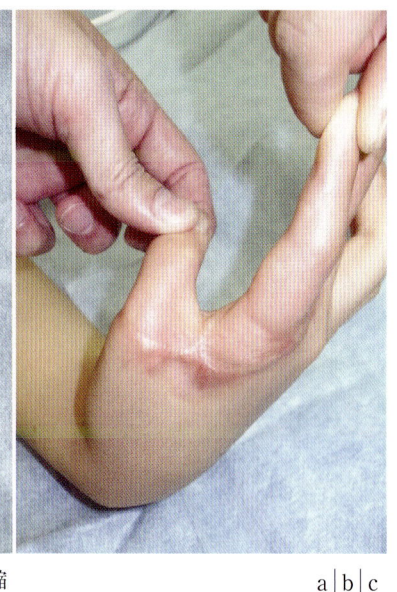

図 6-a〜c. 症例 1：第 1 指間部瘢痕拘縮
　a：右母，示，中指完全切断
　b：再接合術直後
　c：第 1 指間部瘢痕拘縮による狭小化

術後必須であると考えている．圧迫により瘢痕部が低酸素となり，線維芽細胞の活動が低下し，瘢痕の成熟化が促進するとされている[3)4)]．瘢痕拘縮形成術後の再拘縮予防に最も大切なことである．これもやはりスプリント療法と同様に日中の圧迫固定は機能上問題であるため，夜間副木と同様に安静就寝時に行う．固定・圧迫期間は瘢痕が成熟し，赤みが消退するまでの約 3〜6 か月間行うことが多い[4)]．

代表症例

我々は手背や第 1 指間部の皮膚欠損への皮弁は後骨間動脈皮弁と橈骨動脈穿通枝皮弁をよく用いている．ここでは代表症例を通してこの 2 つの皮弁について詳細に解説する．

症例 1：19 歳，男性．右母，示，中指完全切断後瘢痕拘縮（図 6）

母指 MP 関節屈曲位で血管吻合を行い，母指〜中指再接合術施行（図 6-a, b），術後 5 か月の時点で第 1 指間の狭小化を認めたため，瘢痕拘縮形成術を施行した．皮膚性の拘縮を解除したものの母指内転筋の拘縮を認めたため（図 6-c），母指内転筋横頭を切離して拘縮の解除を図った（図 6-d）．逆行性後骨間動脈皮弁を挙上し，第 1 指間の皮膚欠損を被覆した（図 6-e, f）．術後 10 か月時の所見．十分な第 1 指間の開大を認め，再拘縮は認めない（図 6-g〜i）．

〈逆行性後骨間動脈皮弁〉

1986 年に Penteado，1988 年に Zancolli[7)] によって報告されてから，様々な報告が相次ぎ，スタンダードフラップとされている．薄くしなやかで自由度が高く，手背や第 1 指間部へよく用いられている．生着率も 90〜95％ と言われている[8)] が，皮弁挙上ができないことも経験し注意を要する．決して容易な皮弁ではない．血管の走行は上腕骨外側上顆〜遠位橈尺関節に引いた直線上であり，皮膚への穿通枝は前腕遠位 1/2〜1/3 に多い[8)]．

具体的な皮弁挙上は穿通枝をあらかじめマーキングし，尺側手根伸筋筋膜下に皮下剝離を行う．穿通枝を皮弁に入れた後，尺側手根伸筋と小指伸筋の筋間中隔より立ち上がる穿通枝を深部に剝離し後骨間動脈本幹に至るという手順である．あとはひたすら動脈と神経を剝離しながら遠位へ血管柄を剝離していく．しかしながら，① 血管が細く，分岐が多いこと，② 後骨間神経を複雑に絡むことがあること（特に前腕近位）．後骨間動脈本幹と後骨間神経 ECU への筋枝や後骨間動脈穿通枝と後骨間神経本幹などである．③ 穿通枝が後骨間動脈

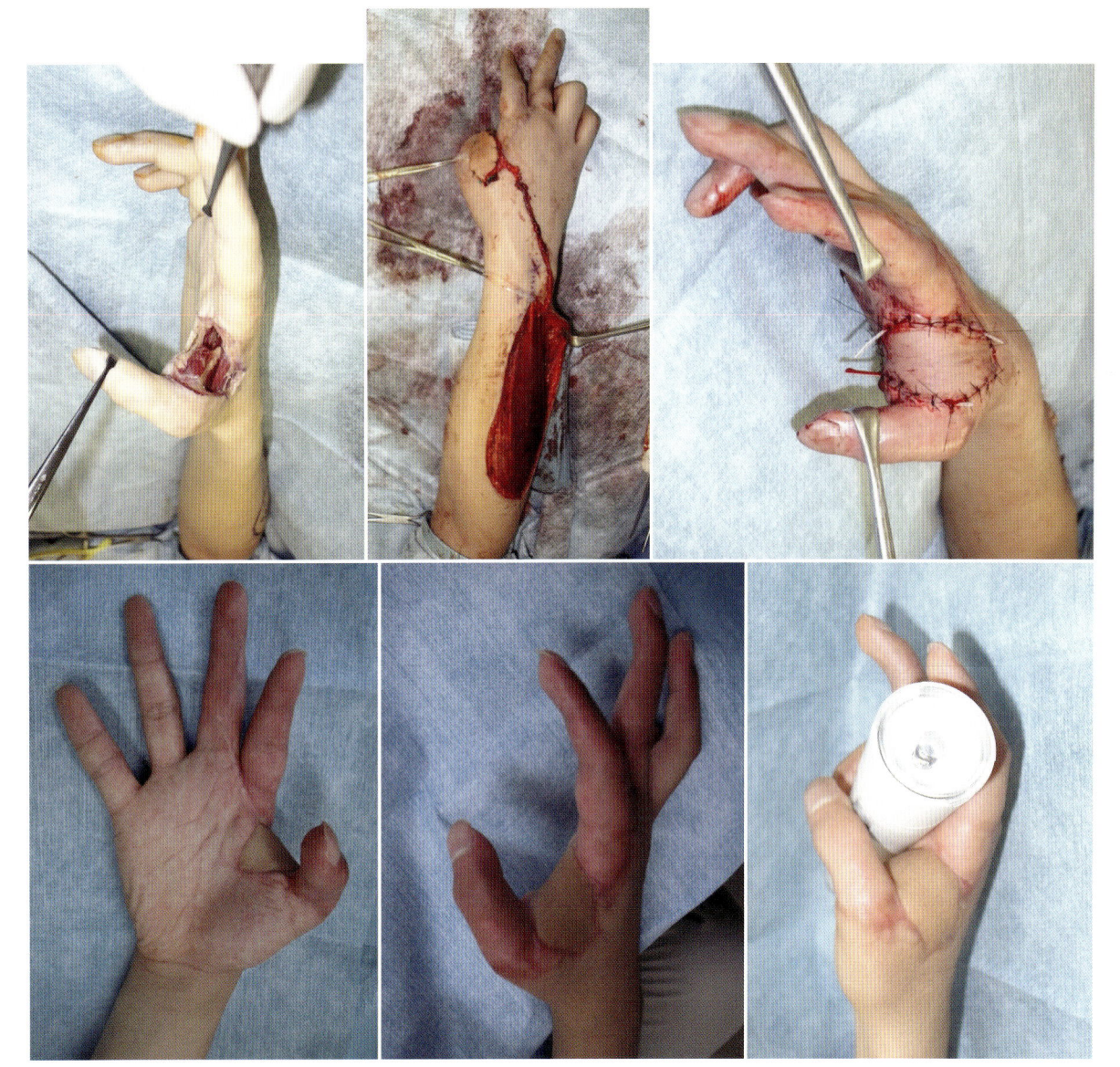

図 6-d〜g. 症例 1
d：皮膚性瘢痕および母指内転筋横頭切離後に指間は開大された．
e, f：逆行性後骨間動脈皮弁による指間形成
g〜i：術後 10 か月

から由来しないこと，といった要因から皮弁挙上ができないこともある．我々の経験では 35 症例中 4 症例が上記の原因により有茎皮弁として挙上できない結果であった．

この皮弁をより安全に挙上するために，我々が考えた皮弁挙上のコツは以下である．
1) 術前評価で血管走行を超音波などで確認する．
2) 皮弁をあまり近位にデザインしない．近位では血管走行が深く神経と複雑に交叉するため，近位にデザインすると挙上はより難しくなる．
3) 穿通枝確認後，早めに本幹を出す．本幹を確認して走行をいち早く把握することが大切である．
4) 血管周囲組織(筋膜など)を温存する．術後のうっ血対策に血管周囲に軟部組織を十分に付着させる．
5) 本皮弁挙上は"神経剝離術"と考える．4)と

同様であるが，後骨間神経の確実な剝離確保が最重要点である．
6）皮静脈はクリップをかけて確保する．血管の走行により有茎で挙上困難であった場合に，遊離皮弁として使用するためあらかじめ皮静脈を剝離確保するとよい．

皮弁挙上困難であった場合には，遊離皮弁に切り替えるか他の有茎皮弁（橈骨動脈穿通枝皮弁や橈側前腕皮弁，腹部有茎皮弁など）に切り替える必要がある．

症例 2：4歳，女児．右手関節部外傷皮膚欠損後瘢痕拘縮（図 7）

右手関節を中心に前腕遠位〜母指末節部に至る面状瘢痕拘縮を認めた（図 7-a, b）．瘢痕を深部まで切除したが腱や神経の露出は認められず，前腕〜母指末節部に至る広い皮膚欠損を生じた（図 7-c）．手関節部を皮弁で覆うべく，橈骨動脈穿通枝皮弁をプロペラ皮弁として挙上し（図 7-d, e），関節部を被覆し他は鼠径部よりの全層植皮術を行った（図 7-f, g）．術後 8 か月の状態（図 7-h）．

〈橈骨動脈穿通枝皮弁〉

近年各種の穿通枝皮弁が開発され，様々な報告がなされている．この橈骨動脈穿通枝皮弁も Koshima[9] や Mateev[10] らによって報告され，臨床応用されてきている．その特徴としては skin flap としても adipofascial flap としても挙上可能であることである．近位 1/3 の穿通枝皮弁は肘周囲の再建に，遠位 1/3 穿通枝皮弁は手背・第 1 指間の再建に使用できる．主要血管である橈骨動脈本幹が温存でき，血管吻合が不要であり，挙上は比較的容易である[12]．約 14×6 cm 程度の皮弁が挙上可能であると言われている[11]．

我々は今まで，8 症例に遠位穿通枝の本皮弁を用いた再建を行った．7 例に全生着を認め，1 例（80 代女性）に遠位に小さな部分壊死を生じたが保存的に上皮化した．皮弁挙上は比較的容易であり，穿通枝は全例，橈骨形状突起より約 10 cm 近位に数本存在していた．腕橈骨筋，長母指外転筋，橈側手根屈筋の腱間中隔より立ち上がり，前腕の脂肪筋膜に入るのが確認できた（図 7-d）．この穿通枝を温存し皮弁をデザインし直し，プロペラ皮弁や脂肪筋膜弁として挙上が可能である[12]．

この皮弁をより安全に挙上するために，我々が考えた皮弁挙上のコツは以下である．
1）術前評価として穿通枝を超音波などで確認する．
2）皮弁をあまり大きくデザインしない．一次縫縮できなければ adipofascial flap として挙上することも考える．
3）皮弁挙上は尺側より筋膜下に至る．早い段階で穿通枝を筋膜下に確認する．
4）穿通枝をピボットポイントとして離れた部位より剝離する．
5）なるべく軟部組織を付着させる．
6）橈骨神経浅枝の走行に注意して，確実に温存する．

これらにより比較的安全に挙上することができる．

まとめ

手指，上肢の瘢痕拘縮は外傷や熱傷などにより引き起こされ，時に関節部に及び機能障害を引き起こす．また露出部ということもあり整容的な配慮も非常に重要である．まさに機能と整容のバランスが大切である．再建部位や欠損の大きさにより様々なバリエーションがあり，症例に応じた対応が必要である．一般に拘縮解除後の組織欠損部に対しては全層植皮術による再建が行われることが多いが，広範囲にわたる欠損や関節部での欠損に対しては植皮より薄くてしなやかな皮弁による被覆が運動上望ましい．

手・上肢瘢痕拘縮の治療上，重要なコンセプトとしては，1. 瘢痕の性状を知ること，2. 部位による瘢痕拘縮治療の違いを知ること，3. 深部組織の拘縮について考えること，4. ドナーサイトへの配慮を考えること，そして 5. 後療法の重要性を認識すること，である．

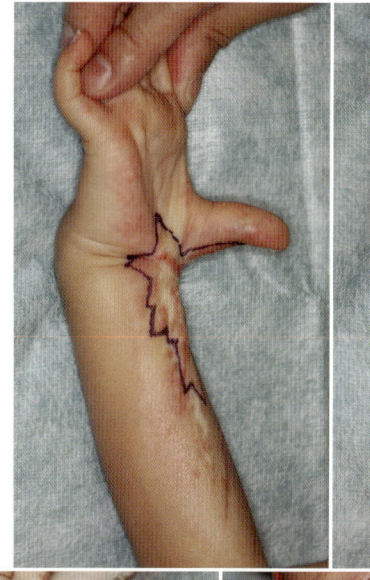

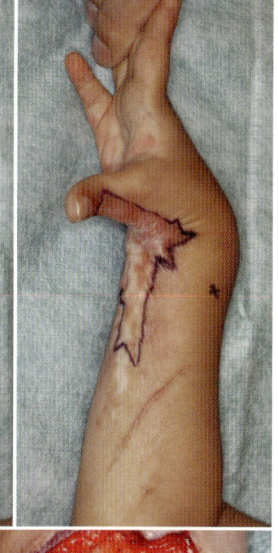

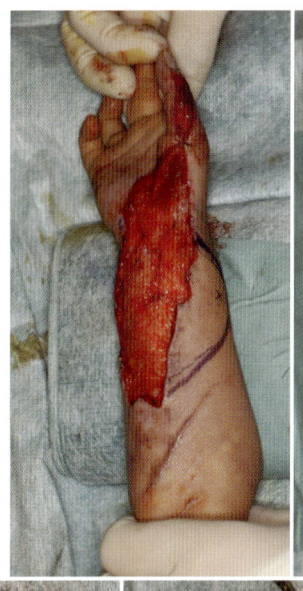

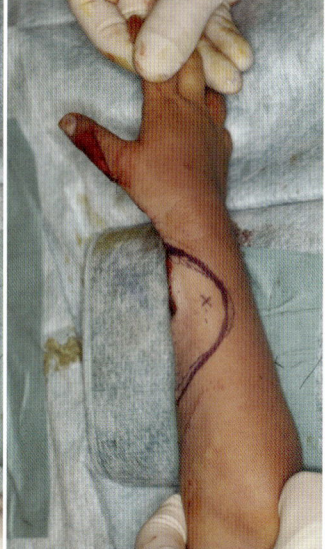

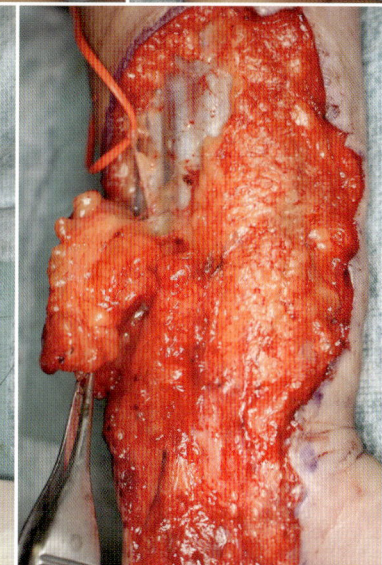

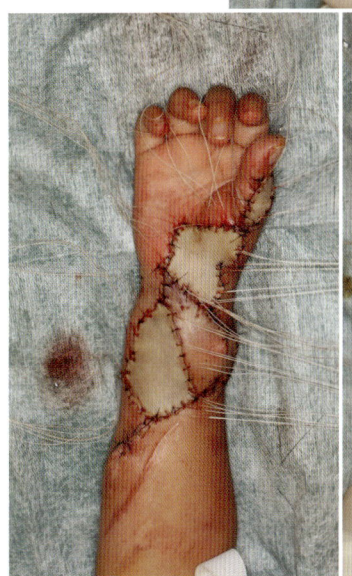

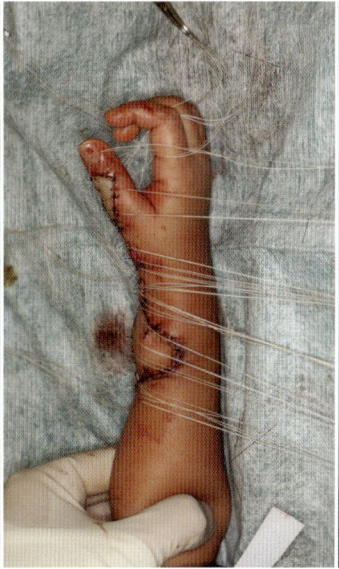

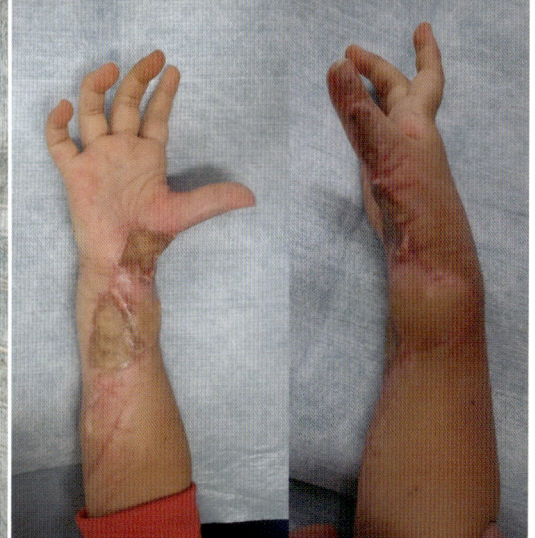

図 7.
症例 2：右手関節部瘢痕拘縮
　a，b：右前腕遠位～母指末節部に至る瘢痕拘縮
　c：瘢痕全切除後
　d：橈骨動脈穿通枝皮弁のデザイン．×印は穿通枝の位置
　e：橈骨動脈本幹よりの皮膚穿通枝
　f，g：関節部は皮弁，他は全層植皮にて被覆
　h：術後 8 か月

引用文献

1) 鳥谷部荘八, 牛尾茂子：小児の手指熱傷. 小児科. **53**：167-174, 2012.
2) 光嶋 勲：治療. B拘縮のあるもの. ケロイドと肥厚性瘢痕の治療. 大浦武彦編. 141-153, 克誠堂出版, 1994.
3) 小川 令：【形成外科医のための手外科の基本】手指の瘢痕拘縮に対する治療. 形成外科. **57**：S90-97, 2014.
4) 小川 令：瘢痕・ケロイドの考え方と私の手術. エキスパートたちの基本手術. 野﨑幹弘編. 32-41, 2014.
5) 井上五郎：Transpositional skin flap の手指への応用. 整形外科. **34**：1873-1876, 1983.
6) 勝又 肇, 藤田晋也, 桐生迪介ほか：背側M型皮弁による指間形成術術後の検討. 日手会誌. **1**：285-288, 1984.
7) Zancolli, E. A., et al.：Posterior interosseous island forearm flap. J Hand Surg. **13-B**：130-135, 1988.
8) 井上五郎：逆行性後骨間動脈皮弁. 日手会誌. **12**：535-537, 1995.
9) Koshima, I., Moriguchi, T., Etoh, H., et al.：The radial artery perforator-based adipofascial flap for dorsal hand coverage. Ann Plast Surg. **35**：474-479, 1995.
10) Mateev, M. A., Beermanov, K. A., Subanova, L. K., et al.：Shape-modified method using the radial forearm perforator flap for reconstruction of soft-tissue defects of the scalp. J Reconstr Microsurg. **21**：21-24, 2005.
11) Jeng, S. F., Wei, F. C.：The distally based forearm island flap on hand reconstruction. Plast Reconstr Surg. **102**：400-406, 1998.
12) 林 明辰, 山本 匠, 光嶋 勲ほか：【有茎穿通枝皮弁による四肢の再建】橈骨動脈穿通枝皮弁を用いた手指再建. PEPARS. **95**：35-41, 2014.
13) 丸山 優, 佐瀬道郎：筋膜・中隔皮弁による肘関節部の再建. 四肢の形成外科最近の進歩. 児島忠雄編. 104-112, 克誠堂出版, 2005.
14) 鳥谷部荘八, 館 正弘, 今井啓道ほか：先天性屈指症罹患指に熱傷瘢痕拘縮を生じた1例. 形成外科. **52**：977-982, 2009.
15) 牛尾茂子, 鳥谷部荘八：高度拘縮をきたし治療に苦慮した両手熱傷後瘢痕拘縮の1例. 熱傷. **39**：160-166, 2013.
16) 松村 一：【小児熱傷・特殊損傷必須ガイド】小児の手の熱傷治療. PEPARS. **25**：49-54, 2009.
17) 田中克己：【遊離皮膚移植術の実際】手掌・足蹠における遊離植皮術の適応と実際. PEPARS. **2**：31-42, 2005.
18) 梶 彰吾ほか：当科で行っている手掌掌側への土踏まずをドナーとした植皮. 日手会誌. **11**：666-669, 1994.

新刊書籍

みみ・はな・のど
感染症への上手な抗菌薬の使い方
－知りたい、知っておきたい、知っておくべき使い方－

編集　鈴木賢二
　　　藤田保健衛生大学医学部名誉教授
　　　医療法人尚徳会ヨナハ総合病院院長

B5判　136頁　定価5,200円＋税

2016年4月発行

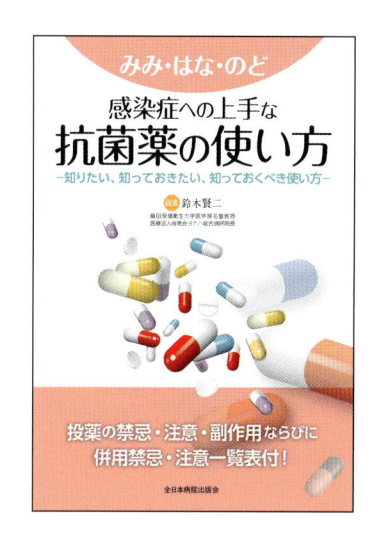

耳鼻咽喉科領域の主な感染症における抗菌薬の使用法について、使用にあたり考慮すべき点、疾患の概念、診断、治療等を交えながら、各分野のエキスパート達が詳しく解説！

投薬の禁忌・注意・副作用ならびに併用禁忌・注意一覧表付！

■目　次■

略語一覧

Ⅰ．これだけは"知りたい"抗菌薬の使い方
1. PK/PDを考慮した使い方
2. 耳鼻咽喉科領域の感染症治療薬と併用薬との薬物相互作用
3. 乳幼児・小児への使い方
4. 高齢者への使い方
5. 妊婦、授乳婦への使い方
6. 肝腎機能を考慮した使い方

Ⅱ．これだけは"知っておきたい"抗菌薬の使い方
1. 慢性中耳炎
2. 慢性鼻副鼻腔炎
3. 慢性扁桃炎、習慣性扁桃炎
4. 咽喉頭炎
5. 唾液腺炎

Ⅲ．これだけは"知っておくべき"抗菌薬の使い方
1. 急性中耳炎
2. 急性鼻副鼻腔炎
3. 急性扁桃炎
4. 扁桃周囲炎、扁桃周囲膿瘍
5. 喉頭蓋炎
6. 蜂窩織炎
7. 深頸部膿瘍

索引

投薬の禁忌・注意・副作用ならびに併用禁忌・注意一覧

全日本病院出版会
〒113-0033　東京都文京区本郷3-16-4　Tel：03-5689-5989
http://www.zenniti.com　　　　　　　　Fax：03-5689-8030

お求めはお近くの書店または弊社ホームページまで！

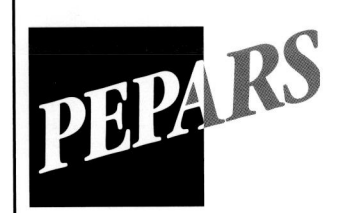

◆特集／手・上肢の組織損傷・欠損 治療マニュアル
腫瘍切除後の再建：
指・手部の腫瘍切除後の再建

松浦愼太郎*

Key Words：腫瘍（tumor），手（hand），指（finger），外科切除（surgical excision），皮弁（flap），再建（reconstruction）

Abstract 手は日常生活で常に露出するため，手指に生じた皮膚軟部組織欠損を再建する場合，知覚，運動，安定性，整容の4点を考慮した方法で一期的な術式が選択されることが望ましい．腫瘍切除後の一次閉鎖が不可能な場合は，Reconstructive step[1]に沿って創閉鎖を考える．すなわち，皮膚欠損の部位，大きさ，深達度，周囲組織の合併損傷の有無などを考慮し，局所皮弁，区域皮弁，遊離植皮，遠隔皮弁，遊離皮弁と順を追って再建法を選択する．良性皮膚腫瘍摘出後の欠損部再建方法は，指掌側，指側面では皮下組織茎 VY 前進皮弁が有用な方法である．指背側では回転皮弁，横転皮弁が簡便で有用な術式であると考える．悪性腫瘍摘出例では，腫瘍摘出と同時に損失した機能に対しどこまで腱移植，腱移行術を用い機能再建を行えるかを考える必要がある．

手外科領域の手術は，止血帯装着下に手術用ルーペを用いて行うことが原則で，手外科医は皮弁手術をマスターすることが不可欠である．

手指は日常生活で常に露出するため，腫瘍切除後の再建は，機能性と整容性に優れた一期的な術式が理想的である．再建手術の基本的な考え方は，手外科領域における皮膚軟部組織欠損に対する考え方と同じである．再建はReconstructive step[1]に従い術式を選択する．良性腫瘍では，腫瘍の大きさによる欠損部のサイズ，また血管腫など皮下軟部組織腫瘍の皮膚への影響などが存在する例では薄くなった皮膚の切除量により再建方法が選択される．皮膚悪性腫瘍，悪性軟部組織腫瘍では，生検で病理組織診断を得たのち，「皮膚悪性腫瘍または悪性軟部腫瘍取り扱い規約」に準じ切除する範囲が決められ，欠損範囲の深さ，母床などの状態に応じ再建方法が選択される．悪性腫瘍例では，損失する手指機能の再建を計画する．本稿では，手指における腫瘍切除後の皮弁を用いた代表的な再建方法について，症例を提示し解説する．

* Shintaro MATSUURA，〒105-8461 東京都港区西新橋3-25-8 東京慈恵会医科大学形成外科学講座，准教授

症　例

1．指背側回転皮弁を用いた再建

DIP 関節背側に生じる粘液嚢腫は，腫瘍直上の皮膚が薄く伸展されるため，腫瘍とともに皮膚を切除する場合がある．背側関節包を含め腫瘍を切除し，骨棘の搔爬を同時に行う．我々は，中節部背側皮膚全体を大きく回転させる回転皮弁[2]を第一に選択している（図1）．その大きな理由は，大きな皮弁を回転させることでDIP 関節の末梢すなわち後爪郭皮膚との縫合において緊張が生じないため，2次的な爪変形を生じないことが挙げられる．また，腫瘍摘出後の皮膚欠損が後爪郭に生じた場合も，回転皮弁のデザインに工夫を加えることで対応が可能である．指動脈からの背側枝を利用した dorsolateral flap[3]を応用する報告をみるが，我々は経験がない．

2．指背側横転皮弁を用いた再建

指背側の皮膚は可動性があり，手掌皮膚より薄く伸展性があるが，手関節掌屈で指を屈曲した場

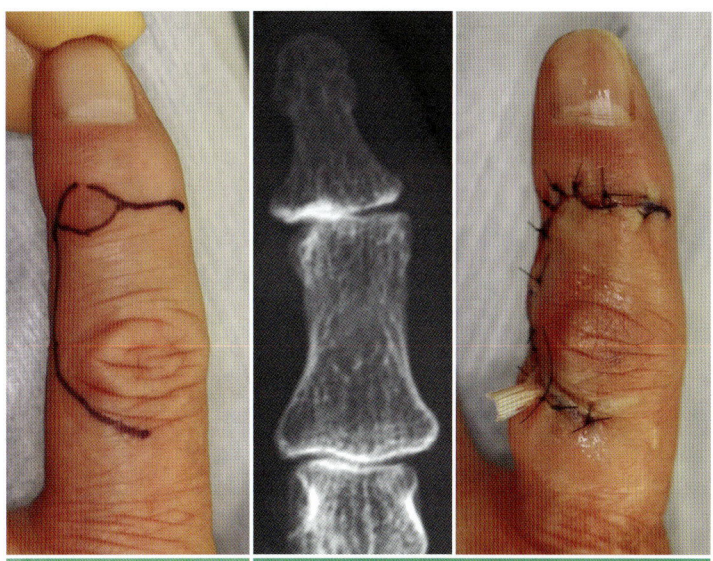

図 1.
75歳, 男性. 左示指 DIP 関節の変形性関節症に伴う粘液囊腫例
 a：左示指 DIP 関節尺背側に存在する粘液囊腫摘出のデザイン
 b：単純 X 線写真. 関節裂隙の狭小化, 骨棘形成など典型的な変形性関節症変化を示す.
 c：術直後の状態
 d：術後 4 年 4 か月の背側の状態
 e：指の屈曲障害はない.

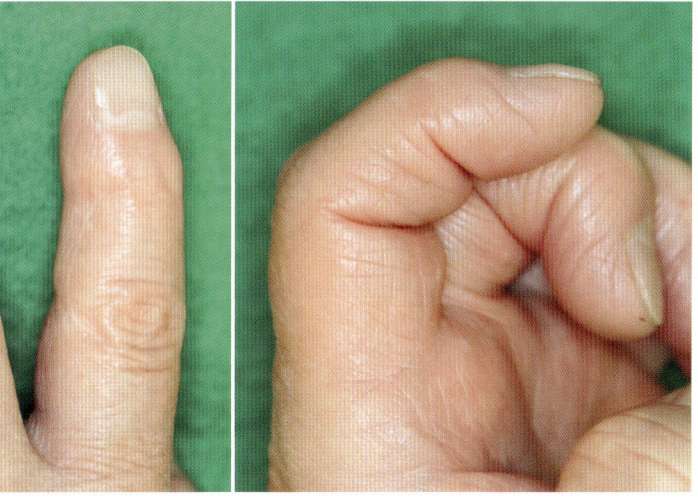

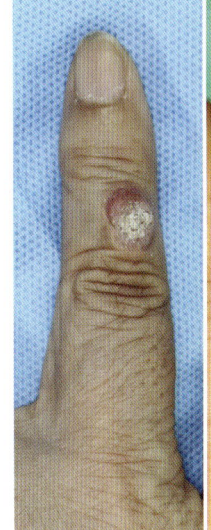

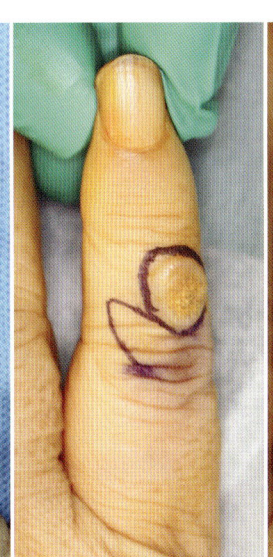

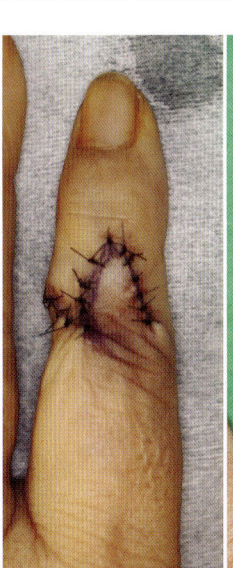

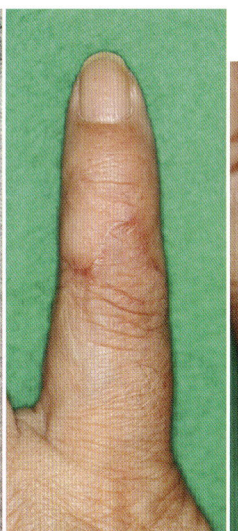

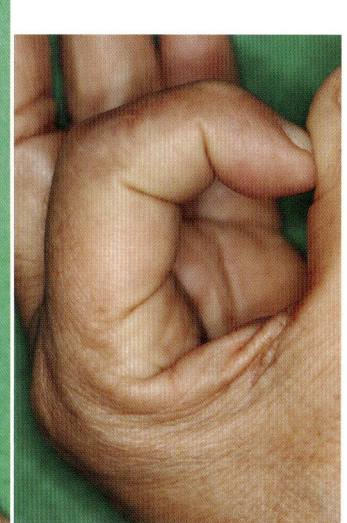

図 2. 72歳, 女性. 左示指 PIP 背側 dermatofibroma 例
 a：術前の状態
 b：Slide-swing flap のデザイン
 c：術直後の状態
 d：術後 6 か月の指背側像
 e：術後 6 か月指屈曲時の状態. 屈曲制限は認めない.

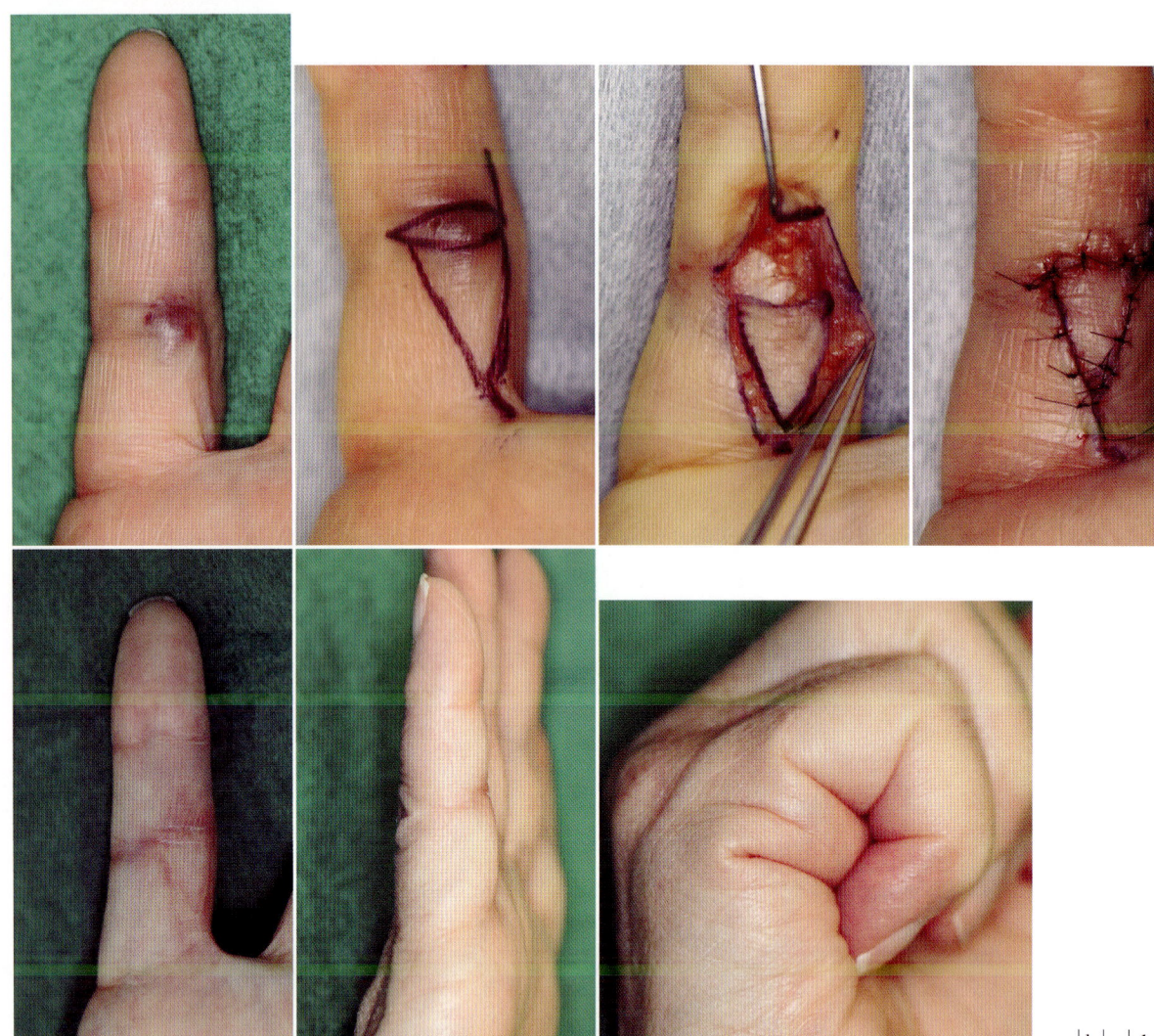

図 3. 小指 PIP 関節橈掌側に存在する易出血性の血管腫例
a：術前の状態
b：デザイン
c：腫瘍の中枢・末梢で指動脈，神経を同定・温存した後，変色した皮膚を含め血管腫を摘出した．
d：術直後の状態．指動脈上にデザインした VY 前進皮弁を用い欠損部を被覆
e：術後 2 か月の状態
f：術後 2 か月，指伸展位
g：術後 2 か月，指屈曲位

合，背側皮膚のゆるみはなく不必要な皮膚があるわけではない．成書では，掌部は遊離全層植皮を，背部は分層植皮で十分であるようなことが書かれているが，理想的には手指背側も全層植皮が行われるべきである．

Slide-swing plasty[4)5)]は，円形または楕円形の欠損を円形または楕円形の皮弁で覆うため，健常皮膚の切除がない合理的な横転皮弁で，手指背側皮膚の再建において有用な術式である(図 2)．

3．指掌側皮下茎島状皮弁を用いた再建

VY 形成術は，V 字切開を加えた創を Y 字形に縫合閉鎖する advancement flap で，形成外科領域では日常的に用いられている手術手技である．皮下組織茎島状皮弁である掌側 VY 前進皮弁は，

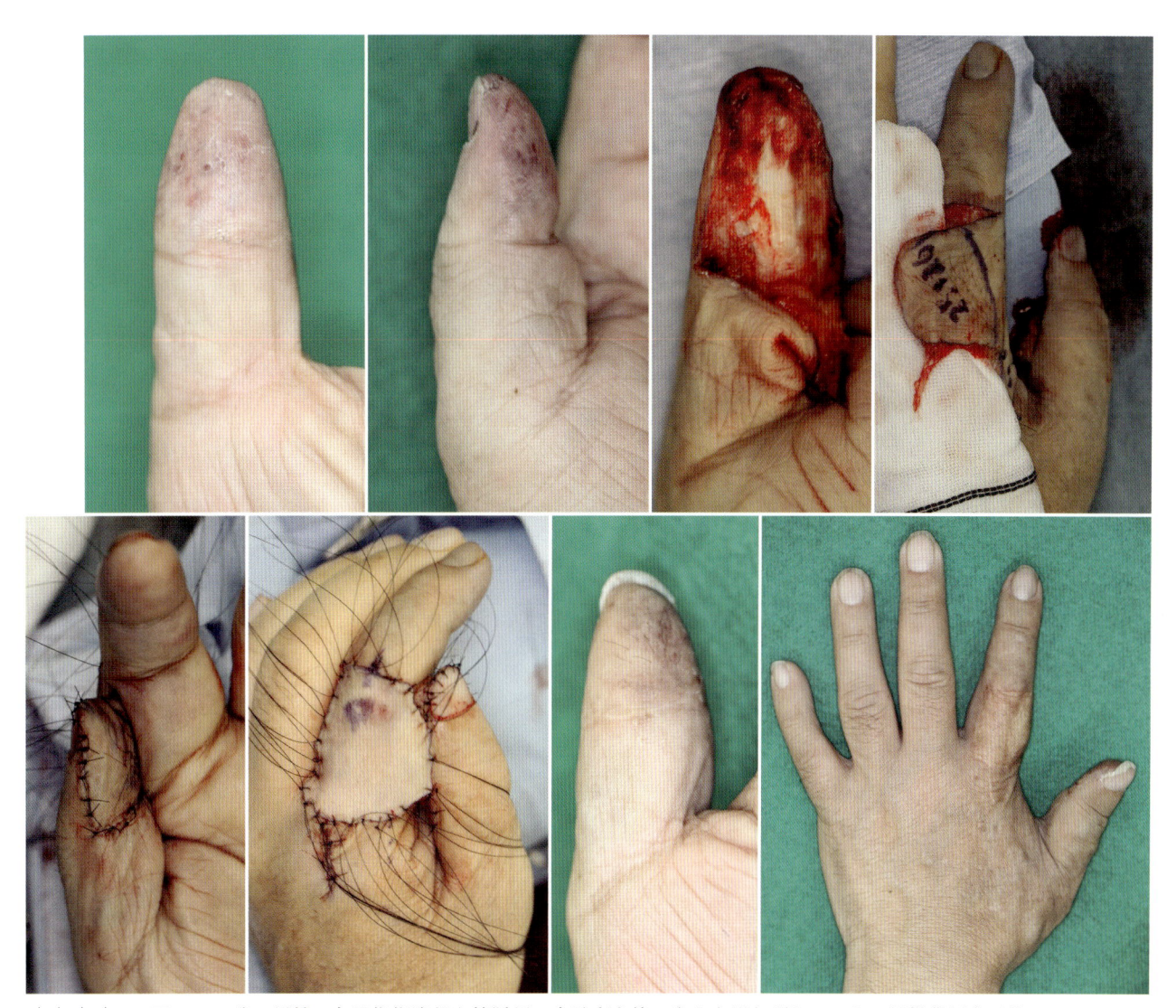

図 4. 54 歳，男性．左母指指腹部血管腫例．自発痛を伴い出血を繰り返していた．母指背側皮下静脈は怒張している．Hemipulp flap など足趾からの遊離皮弁は希望しないため，heterodigital flap である示指背側皮膚を利用した cross finger flap を計画した．
a：術前の母指掌側像
b：術前の母指側面像
c：皮膚とともに腫瘍を摘出．屈筋腱鞘が露出している．
d：母指基節部背側から指神経背側枝を含め皮弁を挙上
e：挙上した皮弁を母指に縫合した．母指指神経と皮弁内神経を神経外膜縫合を行い知覚皮弁とした．
f：皮弁採取部に鼠径部から遊離全層植皮を行った．
g：術後 1 年 2 か月の母指掌側像．術前にみられた自発痛，出血は認めない．
h：術後 1 年 2 か月の手背側の状態

Tranquilli-Leali[6]が最も古い手の島状皮弁として報告した術式で，指尖部切断の被覆法として報告された．本皮弁は，指尖のみならず指掌側，指側面，手掌部の比較的小範囲の皮膚欠損の被覆に非常に有用な皮弁である(図 3)．

4．隣接指からの指交叉皮弁

手外科疾患の皮弁は homodigital flap[7]を第一選択とし，罹患指の血流に何らかの障害があり homodigital flap が使用できない時に heterodigital flap[7]が選択される(図 4)．

a	b
c	d
e	f

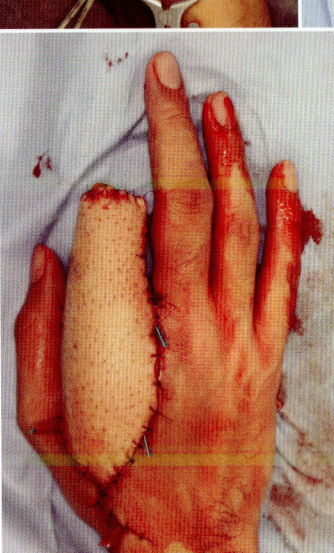

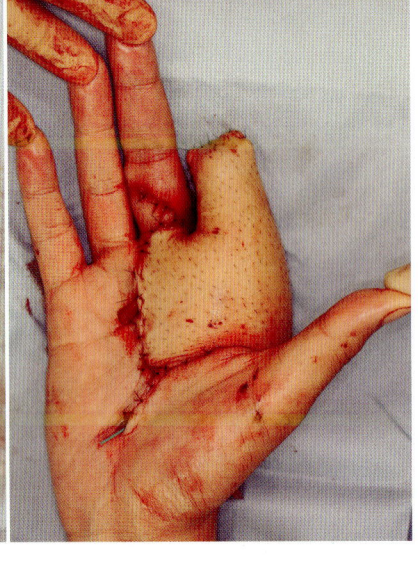

図 5-a～f.
AV malformation による指壊死例. 34 歳,男性. 右示指尖端部から徐々に壊死が進行. 自発痛を伴う.

　a：術前掌側像
　b：術前背側像
　c：腫瘍摘出後, 背側の状態. 示指は PIP 関節レベルで切断した. 伸筋腱, 屈筋腱を基節骨に固定. 中指橈側, 手掌部の腫瘍も可及的に摘出した.
　d：腫瘍摘出後, 掌側の状態
　e：遊離前外側大腿皮弁を用いた再建術後, 背側像
　f：再建術後掌側像

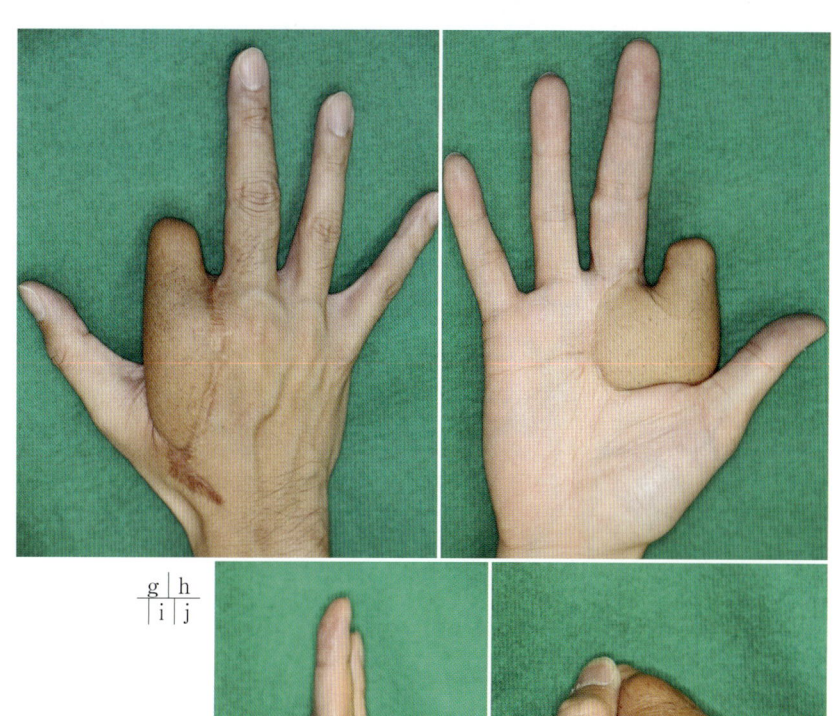

図 5-j～g.
g：術後 4 年 5 か月の背側像
h：術後 4 年 5 か月の掌側像
i：示指伸展時側面像
j：示指屈曲側面像

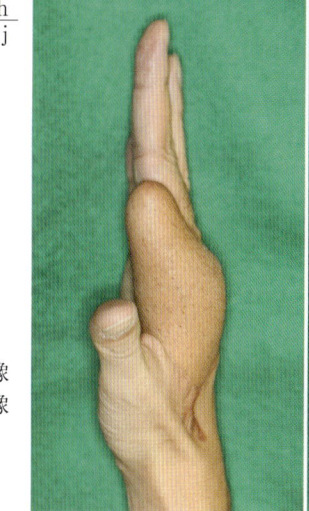

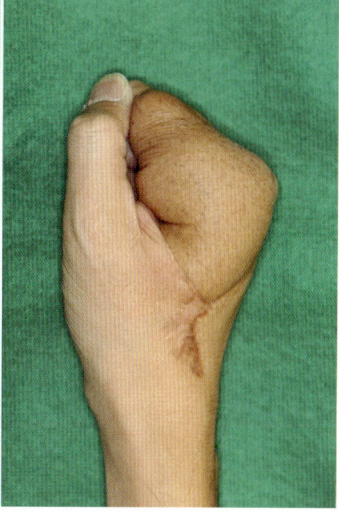

5．遊離皮弁を用いた再建例

切除範囲が広範囲な症例では，遊離皮弁が選択される(図 5)．腱の gliding floor の再建には筋・筋膜弁がよい適応となる(図 6)．

考　察

手外科領域の手術は，止血帯装着下に手術用ルーペを用いて行うことが原則である．手外科医が手の機能と解剖，手外科手術全般に精通することは当然であるが，皮弁手技をマスターすることが不可欠である．術後の hand therapy は良好な成績を得るため必要不可欠であり，また術前後の手の機能を客観的に評価・記録するという点でも作業療法士の役割は重要で，我々は日頃から連携を密に取るように心がけている．

手指に生じた皮膚軟部組織欠損を再建する場合，知覚，運動，安定性，整容の 4 点を考慮した方法で一期的な術式が選択されることが望ましい．一期的な再建は，術後の固定期間を短縮することになり早期の手指機能の回復に直結する．創の一次閉鎖が不可能な場合，Reconstructive step に沿って創閉鎖を考える．すなわち，皮膚欠損の部位，大きさ，深達度，周囲組織の合併損傷の有無などを考慮し，局所皮弁，区域皮弁，遊離植皮，遠隔皮弁，遊離皮弁と順を追って再建法を選択する．

我々は手指では homodigital flap を第一選択とし，損傷指以外からの heterodigital flap は何らか

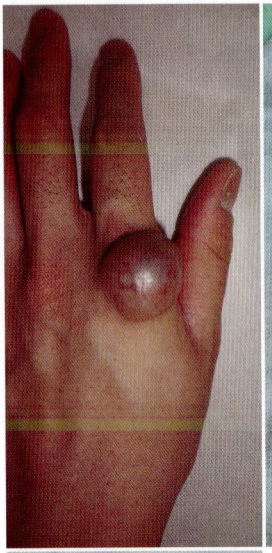

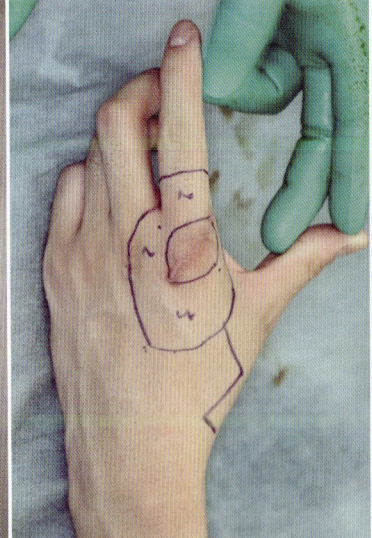

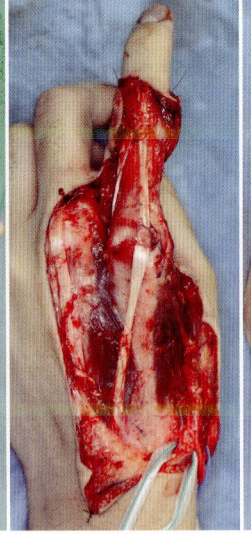

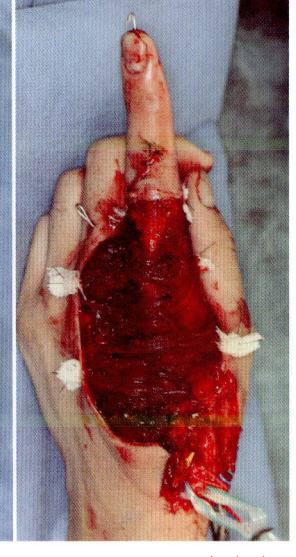

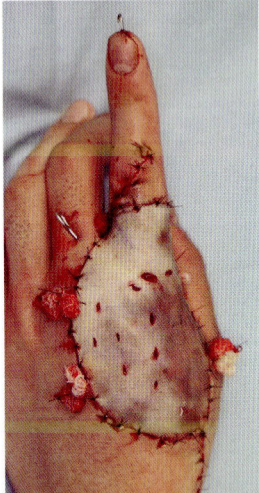

図 6.
軟部悪性腫瘍拡大摘出と機能再建.
23 歳, 男性. 1 年前から左示指 MP 関節背側に腫瘤が出現した. Excisional biopsy で Bednar 腫瘍と診断された. 約 1 か月後に拡大切除, 遊離腱移植, 遊離前鋸筋筋膜皮弁, 遊離植皮術を用い再建を行った.

a：左示指背側に, 弾性軟, 暗赤色を呈する 20×25 mm 大の腫瘤を認める. Bednar 腫瘍と診断された.
b：手術瘢痕から約 3 cm の範囲で, 筋膜, 伸筋腱を含め摘出した.
c：長掌筋腱を用いた遊離腱移植を行い, 示指伸展機能を再建した.
d：遊離前鋸筋・筋膜皮弁を用い, 伸筋腱の gliding floor の作成と欠損部の被覆を行い, 筋膜弁上に遊離全層植皮術を行った.
e：再建術直後の状態
f：術後 2 年の背側像
g：術後 2 年の指伸展側面像
h：術後 2 年の指屈曲側面像

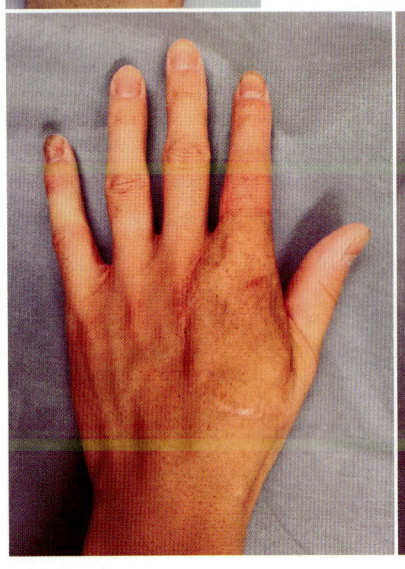

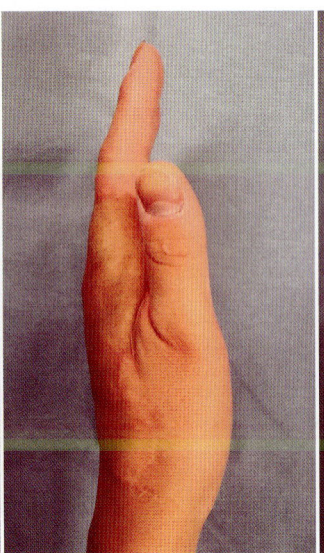

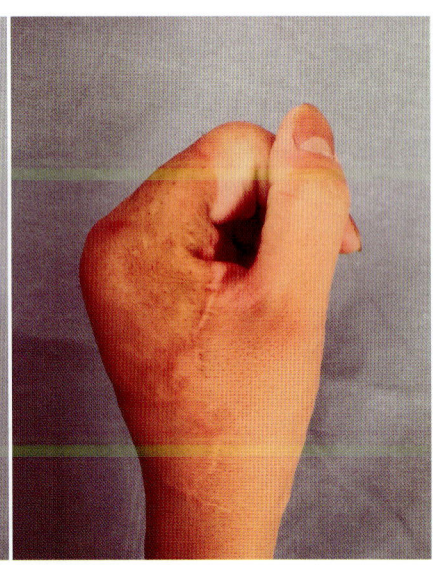

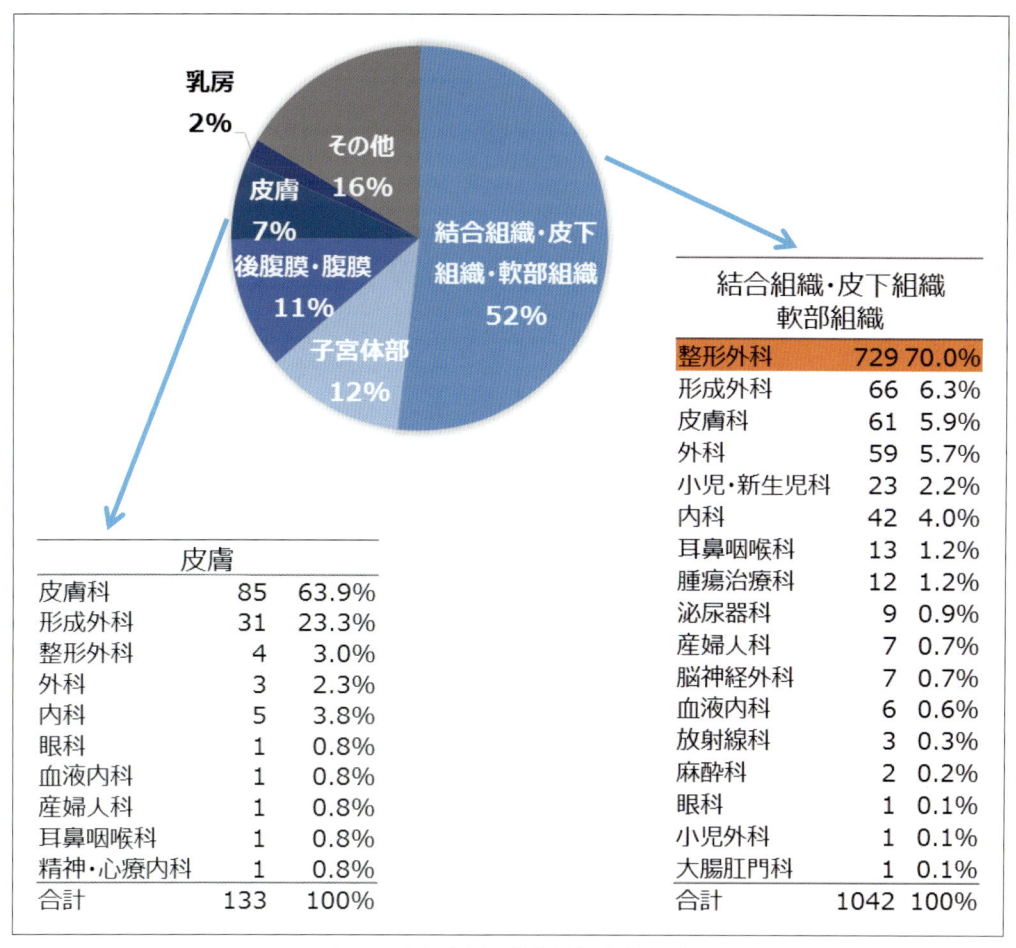

|乳房 2%|その他 16%|
|皮膚 7%|
|後腹膜・腹膜 11%|結合組織・皮下組織・軟部組織 52%|
|子宮体部 12%|

結合組織・皮下組織 軟部組織		
整形外科	729	70.0%
形成外科	66	6.3%
皮膚科	61	5.9%
外科	59	5.7%
小児・新生児科	23	2.2%
内科	42	4.0%
耳鼻咽喉科	13	1.2%
腫瘍治療科	12	1.2%
泌尿器科	9	0.9%
産婦人科	7	0.7%
脳神経外科	7	0.7%
血液内科	6	0.6%
放射線科	3	0.3%
麻酔科	2	0.2%
眼科	1	0.1%
小児外科	1	0.1%
大腸肛門科	1	0.1%
合計	1042	100%

皮膚		
皮膚科	85	63.9%
形成外科	31	23.3%
整形外科	4	3.0%
外科	3	2.3%
内科	5	3.8%
眼科	1	0.8%
血液内科	1	0.8%
産婦人科	1	0.8%
耳鼻咽喉科	1	0.8%
精神・心療内科	1	0.8%
合計	133	100%

図 1. 軟部肉腫，部位別担当診療科

特性がある(表1)[9]. また，上肢における発生は，皮膚悪性腫瘍では上肢末梢に発生する頻度が高いのに対し，悪性軟部末梢の発生は稀であり，中枢側の発生が多い[3)～5)].

治療にあたっては基本的には有用な補助療法がなく広範切除が主体となり，バリアーの概念を取り入れて切除縁が決定される. 低悪性で1cm，高悪性で2cm，浸潤型で3cm以上の広範切除が現在の至適切除縁とされる. 加えて，未分化多型肉腫(従来の悪性線維性組織球腫；MFH)など腫瘍が深筋膜に沿って浸潤する場合，再建に余裕があればより広範な範囲を切除縁に設定した方が安全であることも明らかとなってきている[10)11)].

また，遠隔転移に関しては，悪性軟部腫瘍は肉腫(sarcoma)であるため血行性転移が主となり，肺が第一の標的臓器となる. そのため，皮膚悪性腫瘍や他の癌腫(carcinoma)のようなリンパ節転移は稀で，画像所見でリンパ節腫大を認めた時に考慮する術式となる.

日本整形外科学会では，骨・軟部腫瘍委員会により1975年から全国登録制が布かれ，切除検体より実際の切除縁を評価し至適切除縁を術後成績から調査し，取り扱い規約が更新されている. また，専門医試験にも研修会の受講が義務づけられている.

一方，軟部腫瘍が体表に近い場合に皮膚科や形成外科で取り扱う場合も多い(図1)[12)]. しかし，この疾患は本来形成外科で取り扱うべき主要疾患に含まれておらず，形成外科学会としても取り扱う上での基礎的事項を学ぶ機会や指導体制は用意されていない.

このため不適切な切除，腫瘍内への切り込みや核出は珍しいことではなく，生命予後に重大な影響を与える. その結果，より広範な追加切除を必

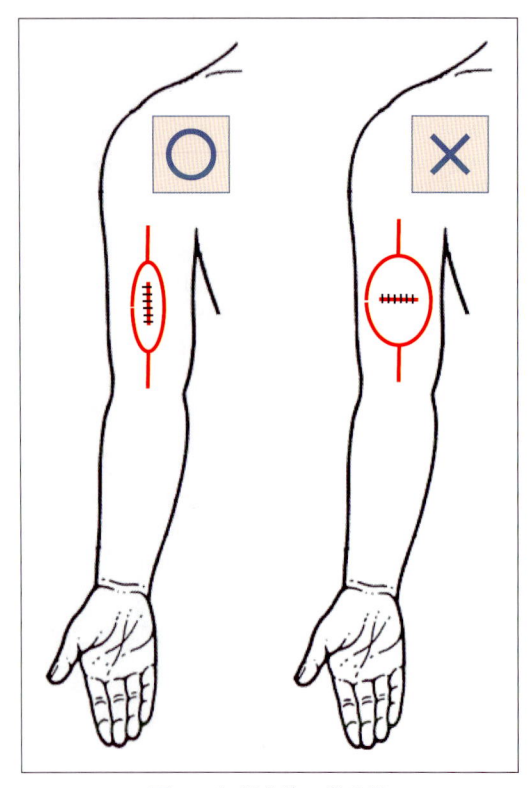

図 2. 切開生検の進入路

要となる他，瘢痕がわかりにくいとのことで用いられる四肢での横切開は，追加切除の際に高率に皮弁による修復が必要となってしまう（図2）．

1937年 Stout[13] の記述に 5 cm 以上の軟部腫瘍は悪性を念頭に取り扱うように注意することが述べられている．触診上や CT による局在診断から単純な cyst が滑膜肉腫であったり，脂肪腫と思われたものが病理では高分化脂肪肉腫であることは決して稀ではない．切除結果が悪性であったというのは，画像診断が発達した今日では許容されることではない．術前に MRI を含めた腫瘤の質的診断と生検による病理学的検索は不可欠であり，その結果として悪性が疑われる場合は専門施設で集学的に診断・治療されるべき疾患である．興味本位で取り扱うことには注意が必要である．

上肢の特異性

手は知覚，運動に優れ，暗闇では見える目と言われ，また様々な道具を扱う器官である．つまり，この小さな部位に運動器官の要素の全てが詰まった機能が求められる．これに対して，前腕，肘と上腕は脳と手の連絡路として，手の機能をよりよく発揮するための運搬に加え，抱える，肘に掛けるといった arm としての役割を持つ．

上腕・肘部・前腕の広範切除に伴う組織欠損の特徴は，筋組織が下肢に比較し少なく，腱や神経に及びやすい．その結果，上肢の機能障害をもたらし，腫瘍が骨や血管にまで進展する場合には上肢の温存が危ぶまれる．患肢温存手術の適応が模索される場合，再建がどこまで可能であるかがその適応を決める上での重要な点となる．さらに，術後の患肢機能や外観上の整容性がどこまで保たれるかという患者の術後 QOL に対しても，術前診断に基づく予定切除縁の綿密な計画とともに，切除後の再建法が大きな影響を与える．特に，上肢は下肢と異なり露出部であり，有用な装具の利用が難しいという点からも，切断を納得するものは極めて稀である．

次に，術後患肢機能を向上させる再建の要点は，まず 1 つに，皮膚軟部組織欠損を十分な組織で被覆して上肢の拘縮を防ぎ，関節可動域を確保することであり，もう 1 つは，脱落する上肢運動の機能的再建を可能な限り一期的に行うことである．具体的には，指の巧緻性・手の移動能力・腕の挙上能力の確保が上肢再建の目的となる．そして，運動機能ばかりでなく，手指の知覚や整容性の維持も軽視できない課題である[14]．

このような観点から，骨軟部腫瘍の術後では，患肢温存の是非ばかりではなく，日常で役に立ち実際に使われているかの術後機能評価として，国際患肢温存学会（ISOLS）機能評価法が用いられている[14]．

皮膚軟部組織の再建

皮膚軟部組織欠損を被覆する原則は，創閉鎖の手段を追って考慮していくことである[15]．創の縫合閉鎖が困難な場合，まず同一術野の局所皮弁で，次いで穿通枝皮弁などの有茎皮弁を考える．皮膚の欠損範囲が狭く，軟部組織が十分に残存する場合には遊離植皮が適応となる．また，腱，神経，血管，骨が露出する場合は筋皮弁や遊離皮弁による被覆が必要となってくる（図2）[11]．

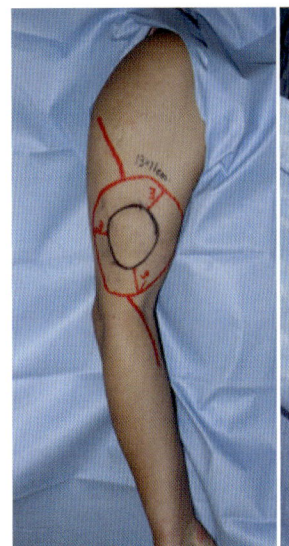

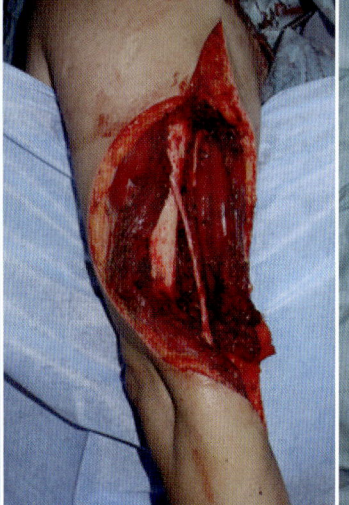

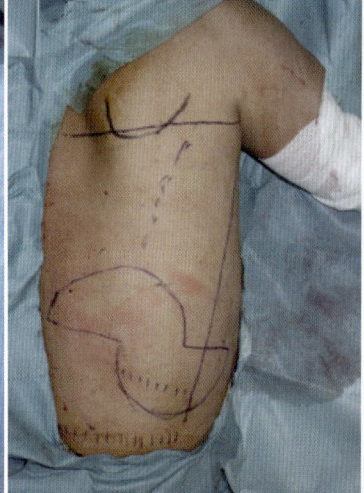

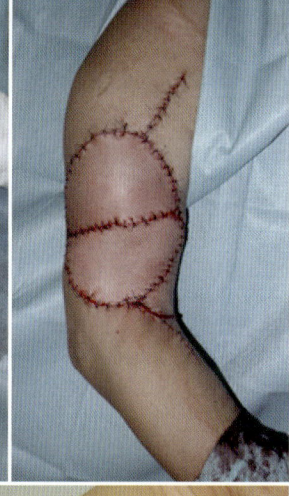

a	b	c	d
e	f		

図 3.
症例 1：64 歳，男性．右上腕未分化多型肉腫
 a：右上腕の腫瘍と切除縁 3 cm のデザイン
 b：切除により上腕二頭筋，上腕筋は広範に失われ，上腕骨が露出．橈骨神経室腕橈骨筋筋枝も切離され橈骨神経本幹は *in situ preparation*[7] で温存した．
 c：機能的広背筋皮弁のデザイン．横径 14 cm に至るため皮島は分割した．
 d：皮弁の移行後．広背筋は烏口突起と橈骨粗面の二頭筋付着部靱帯に架橋するように縫着した．
 e，f：術後 6 か月の肘関節の屈曲・伸展．術後 5 年で力強く肘屈曲が可能で患肢で鞄が持て，両手で洗顔ができる．ISOLS 機能評価は 29/30（97％）

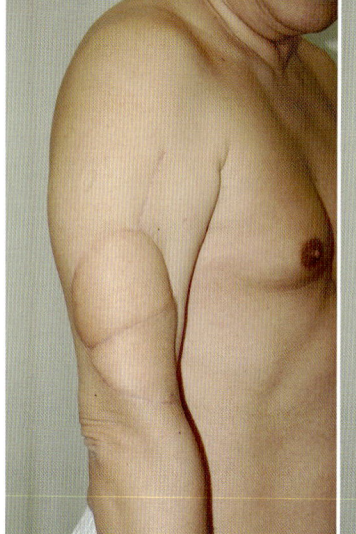

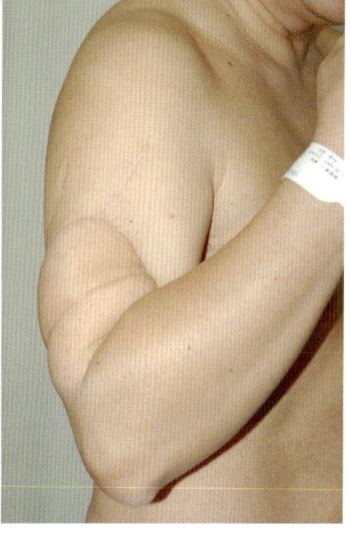

 しかし，上肢の軟部悪性腫瘍症例では広範な切除縁の設定から容易に周径の 1/3〜1/2 に達する中等台以上の大きさの欠損を生じてしまうことが多く，隣接皮膚を利用した皮弁の作成が困難な場合も多い[16]．

血管・神経・腱の再建

 血行の確保は患肢の温存に不可欠な条件であり，上腕動脈は再建の絶対適応とされる．直接の吻合が不可能な場合，一般的には大伏在静脈の移植を行うが，皮弁茎血管の利用を考える．静脈は上腕動脈の伴行静脈が失われた場合でも，橈側皮静脈と尺側皮静脈が発達しており，いずれかが温存されれば再建の必要はない．

 神経の再建は損傷部位の高位に応じて考える必要がある．一般的に腋窩・上腕で傷害される高位神経麻痺では手・前腕までの距離が長く，筋機能の回復は難しい場合が多い．1 年以内の回復が見込めるか否かを確認した上で，前腕において腱移行を行っておく．一方，知覚の回復は時間が経過してからでも見込めることから，特に尺骨神経や正中神経では神経移植を用いてでも再建を要する．

 腱移行が必要となるのは，筋・腱そのものの損傷による場合と，これを支配する神経の麻痺による場合とがある．特に腫瘍症例では手術時に拘縮を生じていないことから一次的に再建することが望ましい．二期的になる場合には，術後療法により拘縮を予防する．

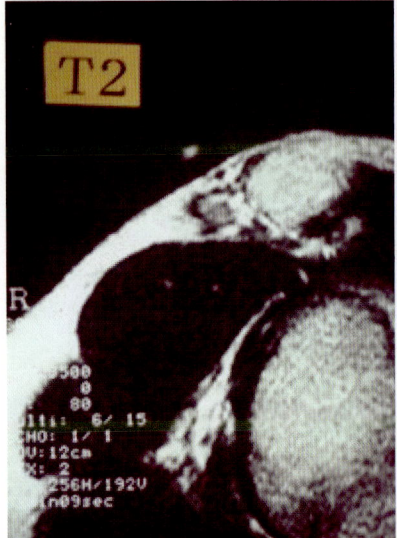

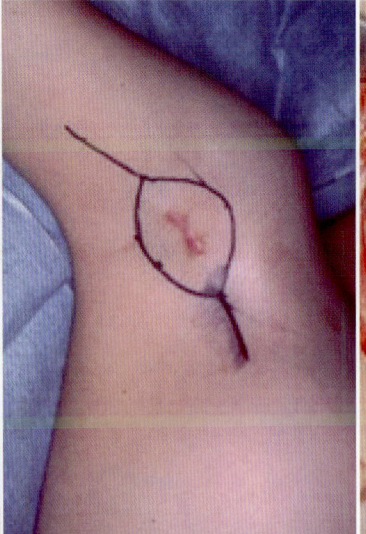

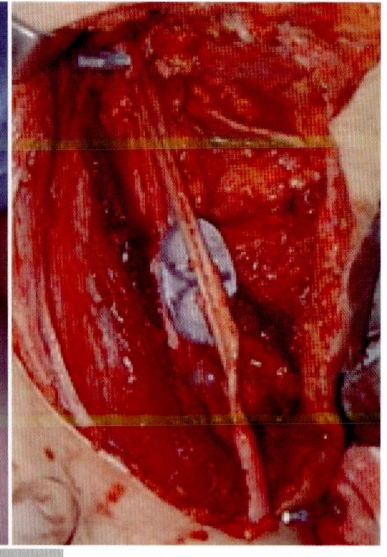

a	b	c
d	e	f

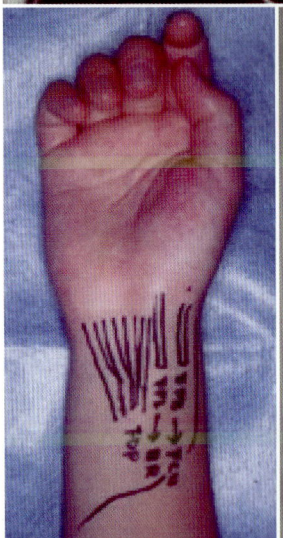

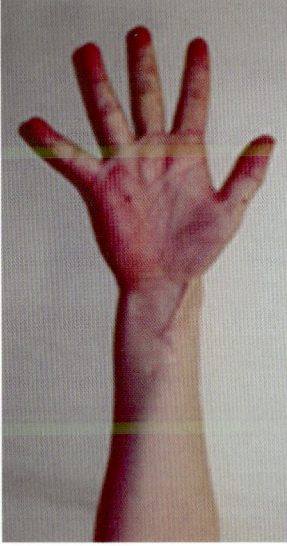

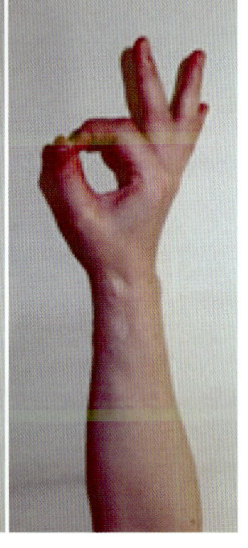

図 4.
症例 2：12 歳，女児．紡錘形細胞肉腫
（文献 6 より引用）
 a：正中神経近傍の腋窩部腫瘍の診断にて他院にて切除を受ける．
 b：追加広切のデザイン．腋窩部瘢痕には tinel's sign を認める．
 c：正中神経の欠損には知覚再建の目的で腓腹神経の cable graft を行う．
 d：同時に高位正中神経麻痺の治療として Riordan 変法を行った．
 e，f：術後 10 年．指の屈曲・伸展は良好で母指もよく対立し perfect O ができる状態まで回復した．知覚は示指 PIP 関節末梢に低下が残り，二点識別が 11～15 mm で可の評価である．ISOLS 機能評価は 29/30（97％）

上肢の部位別再建

1．上腕の再建

　上腕に求められる機能は上肢の挙上と肘の屈曲，伸展である．三角筋の機能が失われた場合，単独であれば棘上筋の作用によりある程度代償されるが，肩関節の外転が不能となると下垂した上肢に安定性を持たせ，手に力が伝達するようにすることが大切である．肘関節では，伸展がある程度まで重力で代償される反面，屈曲が不可能な場合は上肢全体の機能が失われることから再建することが望ましい．その目標は両手での洗顔，洗髪が可能となることである．いずれにしろ，麻痺性疾患と異なり，腫瘍再建で皮膚欠損を伴うことが多く，皮弁が必要となる場合には広背筋皮弁などを利用し，筋機能を補強しておくことが望ましい[17)18)]．

　皮弁再建にあたり，上腕は筋組織に富み，遊離植皮で被覆できることが多い．部分的に深部組織が露出する場合には，隣接した部位に有茎皮弁が作成可能である．しかし，腫瘍切除後では損傷部周囲の血管損傷を伴っている場合が多く，欠損の範囲も大きくなることから，有茎の広背筋皮弁を用いた方が手術操作も容易であり，確実な結果が得られる．また，広背筋皮弁は上腕二頭筋もしくは上腕三頭筋機能が失われた場合に，機能的筋移行として筋機能再建を同時に行うことができる（図 3）[10)19)]．したがって，この部への遊離皮弁の適応は稀である．また，この部での神経障害は高位

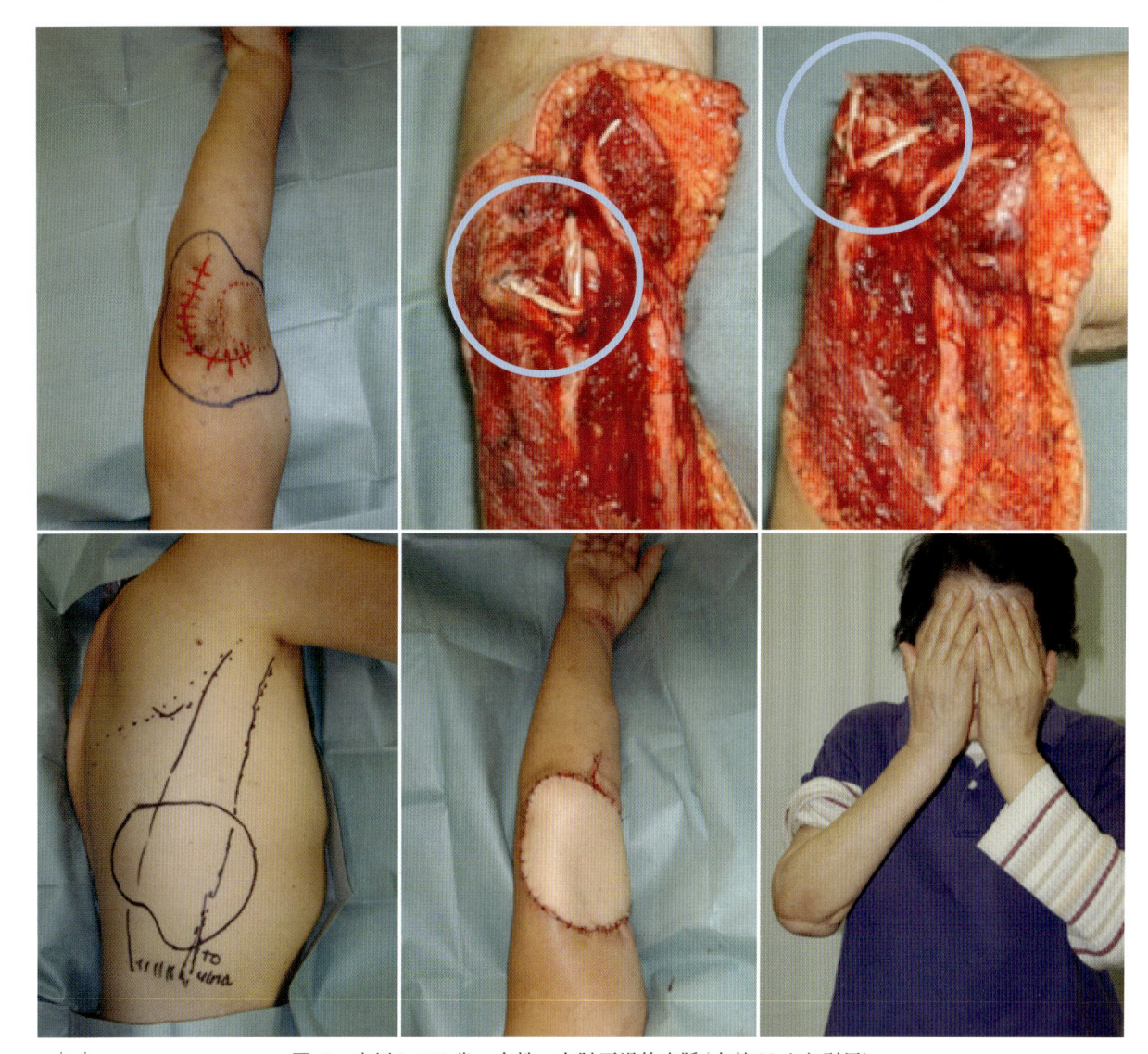

a	b	c
d	e	f

図 5. 症例 3：71 歳，女性．右肘平滑筋肉腫（文献 20 より引用）
 a：他院で不完全全摘出を受け病理検査で平滑筋肉腫の診断のもとに，追加治療目的で本院へ転院となる．
 b〜e：11×11 cm 大の皮膚欠損と上腕骨内側上顆が摘出され，内側側副靱帯，長掌筋腱を用いて anterior branch と posterior branch を修復した．
 f：術後 8 か月．両手での洗顔が可能となり肘関節の側方動揺性も認めない．ISOLS 機能評価は 30/30（100％）

麻痺となり知覚以外の回復は乏しい．支配領域に応じて前腕での腱移行術が必要となる（図 4）．

2．肘部の再建

肘関節は完全伸展が得られなくとも生活に支障が少ない反面，120° 近い屈曲が得られないと，顔に手が届かなくなる．

肘部は筋組織に乏しく内側では神経・血管，外側では骨の露出を生じやすい．また，肘窩は関節部として小範囲の皮膚軟部組織欠損や瘢痕拘縮により可動域制限を生じる．

肘部周辺では関節周囲の筋間穿通枝を利用した様々な皮弁を作成することができる．しかし，皮弁の大きさに制限があり，中等大以上の欠損では有茎広背筋皮弁や遊離皮弁が適応となる．広背筋皮弁は肘関節を十分に被える被覆域を持つ（図 5）[20]．一方，欠損が前腕に及ぶ場合には遊離皮弁

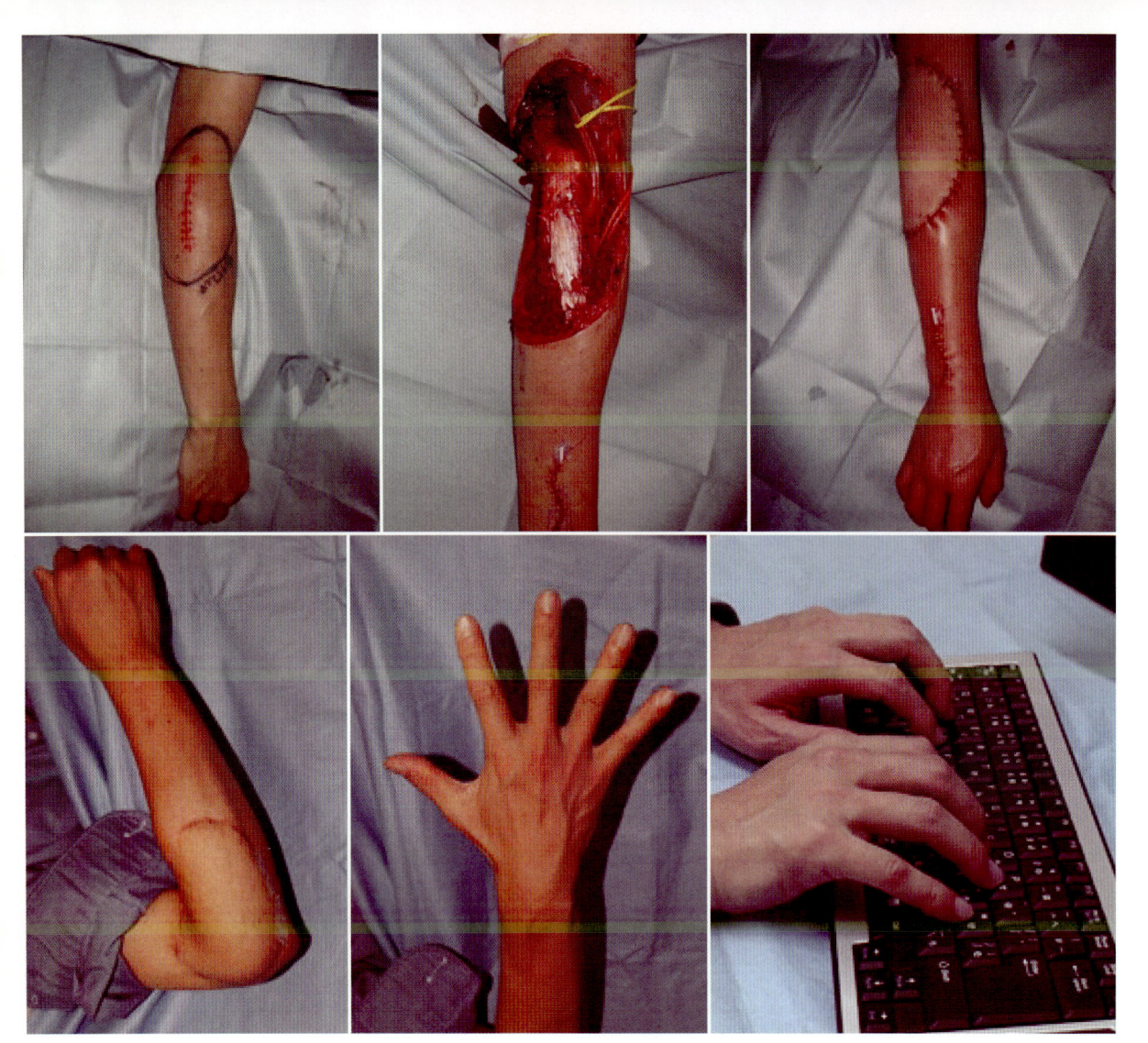

図 6. 症例 4：47 歳，男性．右肘未分化多型肉腫

|a|b|c|
|d|e|f|

a：軟部腫瘍（診断不明）にて他院で辺縁切除を受け，病理検査で肉腫と診断され追加治療目的で本院へ転院となる．術前 MRI から出血層に 2 cm のマージンをつけ追加広切をデザイン
b：9×13 cm 大の皮膚欠損に加え，尺骨に付着する長橈側手根伸筋（ECRL），短橈側手根伸筋（ECRB），総指伸筋（EDC），尺側手根伸筋（ECU）の起始部，および橈骨神経浅枝が切除された．
c：EDC 再建として橈側手根屈筋（FCR）を腱移行し，付着部欠損は大腿筋膜で補強した．皮膚欠損は ALT flap で橈骨動静脈に flow through で吻合し被覆した．
d, e：良好な肘関節機能と手指の屈曲・伸展が得られている．
f：術後 5 年．仕事で PC のタイピングに不自由なく，リハビリの目標としてきた患肢（利き手）によるテニスを楽しんでいる．ISOLS 機能評価は 29/30（97％）

が必要となり，同時採取の可能な下肢からの皮弁が有用である（図 6）[17]．

3. 前腕の再建

前腕は手の回内および回外運動を行い，日常ではドアの把手を回すなどの動作に代表される．利き手では箸を持つための回内が，逆手では茶碗を安定して持つための回外が重要である．前腕は近位と遠位で様相が異なる．近位は筋組織に富み上腕と同様に植皮での被覆が可能な場合も少なくない．一方，遠位は皮膚が薄く，腱あるいは骨・神経などの露出を生じやすい．前腕にも各種の筋間穿通枝を利用した皮弁が作成可能であるが，最も

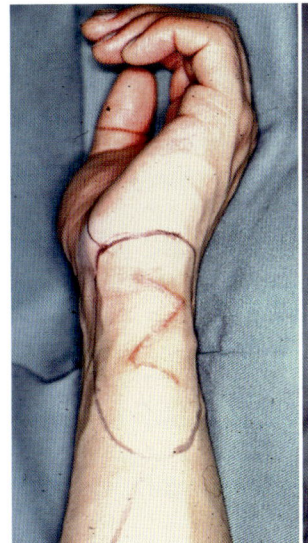

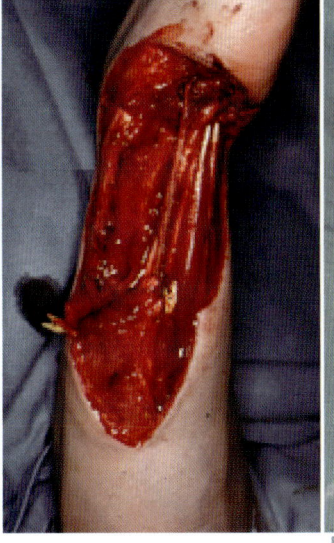

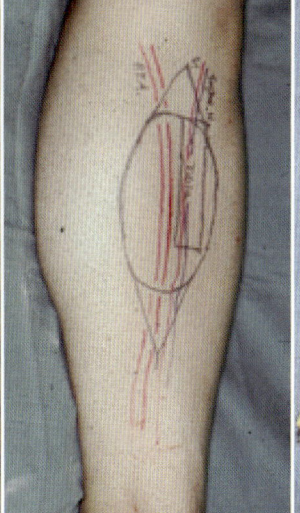

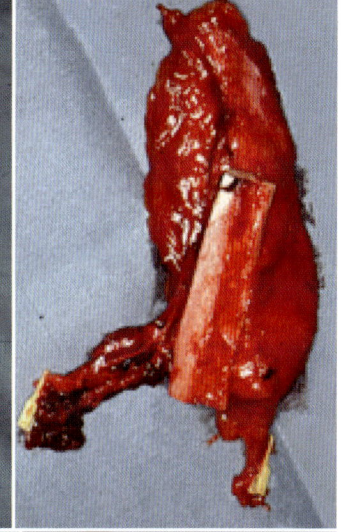

a	b	c	d
e	f		

図 7.
症例 5：47 歳，男性．左前腕血管肉腫（文献 22 より引用）
 a：皮下腫瘍の診断で他院で辺縁切除を受けた．Zig-zag 切開が行われており，追加広切は出血層に 2 cm のマージンをつけ予定した．
 b：6×8 cm 大の皮膚欠損に加え，尺骨遠位，尺骨動脈，尺骨神経が切除範囲に含まれた．
 c：後脛骨動脈穿通枝皮弁に脛骨内側縁，伏在静脈，伏在神経を含めて複合組織移植として一期的に皮膚，骨，血行，神経の再建を行った．
 d：挙上された皮弁
 e：手術終了時
 f：術後 8 か月．皮弁の生着は良好であるが，環・小指にかぎ爪変形が残存する．知覚の回復は小指球部（黒線）まで得られている．ISOLS 機能評価は正常な手の緻密性が得られておらず 29/30（97％）．以後，近医での経過観察を希望

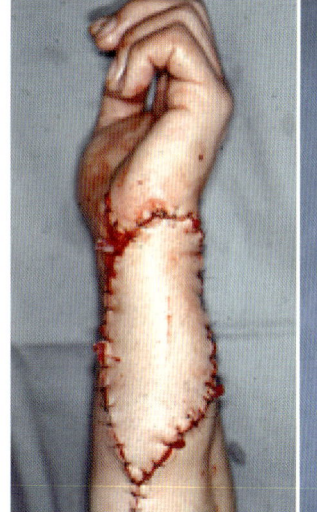

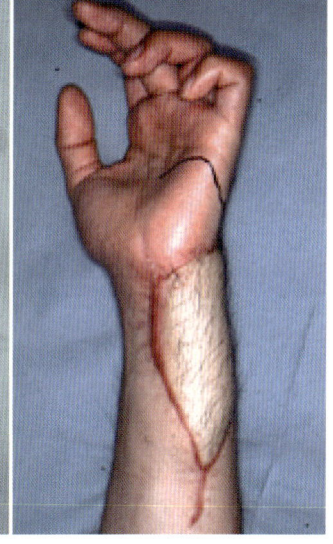

使いやすいのは前腕皮弁であり，脂肪筋膜弁として皮弁採取部を閉鎖するなどの工夫を行う[18]．しかし，皮弁採取部に植皮を要する場合や複合組織を要する場合，前外側大腿皮弁，後脛骨動脈穿通枝皮弁などの遊離皮弁が適応となる（図 7）[21]．

また，この部の特徴として，損傷が容易に深部組織に至ることが挙げられる．腱の損傷は多くの場合，腱移行により良好な結果が期待できる．神経の損傷は出来得る限り神経移植を用いて修復すべきであり，特に正中神経が障害を受けた場合は再建の絶対適応である．

結　語

皮弁や複合組織移植など，身体の一部を用いる再建では，常に採取側の犠牲と得られる効果を計り，手術計画を立てることが原則である．さらに腫瘍再建の場合，常に予後を予測し患者に応じた適応という選択肢が加わる．

参考文献

1) Sawaizumi, M., Imai, T., Matsumoto, S.：Recent advances in reconstructive surgery for bone and soft tissue sarcoma. Int J Clin Oncol. 18（4）：566-573, 2013.
2) 松本誠一，阿江啓介，澤泉雅之：【形成外科医のための手外科の基本】手部の悪性骨・軟部腫瘍の診断と治療．形成外科．57（増刊）：s98-s105, 2014.
3) 川口智義，松本誠一，真鍋　淳ほか：軟部腫瘍取り扱い時の整形外科の常識．形成外科．37：973-

4) 澤泉雅之, 丸山　優ほか：悪性骨軟部腫瘍の患肢温存手術―下肢における皮弁修復例の検討―. 形成外科. 40：479-488, 1997.
5) 松本誠一, 川口智義, 澤泉雅之ほか：骨軟部肉腫切除後の形成外科的再建. 整形外科. 52：74-75, 2001.
6) 澤泉雅之, 川口智義：骨軟部悪性腫瘍切除後の四肢の機能再建, 四肢の形成外科　最近の進歩（第2版）. 形成外科アドバンスシリーズⅠ-2. 児島忠夫編, p7-18, 克誠堂出版, 2005.
7) 今井智浩, 澤泉雅之, 松本誠一：【形成外科医に必要な画像診断】軟部腫瘍の画像診断. 形成外科. 53：157-167, 2010.
8) 澤泉雅之, 丸山　優ほか：境界領域における形成外科の役割：四肢再建における整形外科とのチームアプローチ. 形成外科. 41：741-750, 1998.
9) Fletcher, C. D. M., Bridge, J. A., Hogendoorn, P. C. W., et al.：WHO Classification of Tumours of Soft Tissue and Bone. IARC Press, Lyon, 2013.
10) 阿江啓介, 松本誠一, 下地　尚ほか：切除縁評価法による縮小手術の可能性と Barrier 概念の検証. 癌と化学療法. 44：296-302, 2014.
11) 日本整形外科学会骨・軟部腫瘍委員会：悪性軟部腫瘍取り扱い規約（第3版）. 金原出版, 2012.
12) 平成22年度全国軟部腫瘍登録一覧表, 日本整形外科学会骨・軟部腫瘍委員会.
13) Stout, A. P.：Solitary cutaneous and subcutaneous leiomyoma. Am J Cancer. 29：435, 1937.
14) 澤泉雅之, 松本誠一：骨軟部悪性腫瘍の術後患肢機能評価―国際患肢温存学会（ISOLS）機能評価法について. 形成外科. 53：193-200, 2010.
15) 丸山　優, 澤泉雅之：新しい皮弁の概念と分類（Ⅰ）. 皮弁移植法 最近の進歩（第2版）. 形成外科アドバンスシリーズⅠ-4. 鳥居修平編. p3-11, 克誠堂出版, 2003.
16) 澤泉雅之, 今井智浩：【形成外科における私のオリジナルセオリー】四肢の再建における術式の選択. PEPARS. 56：106-114, 2011.
17) 今井智浩, 澤泉雅之：【体表悪性腫瘍の部位別治療戦略】上肢軟部悪性腫瘍広範切除後の再建―部位別に見た再建方法の選択―. PEPARS. 46：69-79, 2010.
18) 棚倉健太, 澤泉雅之, 今井智浩ほか：【マイクロサージャリーにおける合併症とその対策】上肢の再建における合併症とその対策. PEPARS. 80：28-37, 2013.
19) Sawaizumi, M., Maruyama, Y.：Sliding-shape designed latissimus dorsi flap. Ann Plast Surg. 37：317-321, 1996.
20) 藤田和敏, 澤泉雅之, 今井智浩ほか：右肘部腫瘍切除後の内側側副靱帯再建の経験. 日形会誌. 31：158-161, 2011.
21) 澤泉雅之, 棚倉健太：【有茎穿通枝皮弁による四肢の再建】後脛骨動脈穿通枝皮弁. PEPARS. 95：62-70, 2014.
22) 澤泉雅之, 丸山　優, 林　明照ほか：後脛骨動脈穿通枝を茎とした皮弁移植術. 形成外科. 40：559-566, 1997.

大好評雑誌 特集号のご案内

Derma. No.242 16年4月増刊号
オールカラー　246頁　定価5,400円+税

皮膚科で診る感染症のすべて

編集／国立感染症研究所ハンセン病研究センターセンター長　石井則久

皮膚感染症を徹底網羅した増刊号！
皮膚科で注視すべき新興・再興感染症や輸入感染症、学校感染症などの最新動向から治療の実際まで、豊富な臨床像を用いて詳説します！！

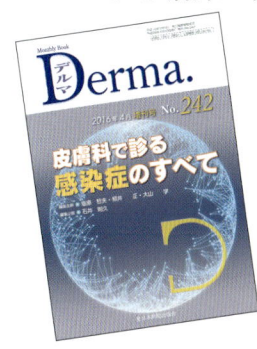

■目　次■
- 感染症の最新動向
- 単純ヘルペスウイルス感染症のすべて
- 水痘・帯状疱疹ウイルス感染症のすべて
- EBウイルス感染症のすべて
- CMV, HHV-6, HHV-7感染症のすべて
- いぼウイルス(HPV)感染症のすべて
- 麻疹・風疹ウイルス感染症のすべて
- 手足口病とパルボウイルスB19感染症のすべて
- 忘れてはいけないウイルス感染症
- レンサ球菌感染症のすべて
- 黄色ブドウ球菌感染症のすべて
- 忘れてはいけない細菌感染症
- 梅毒とHIVのすべて
- 結核菌，BCG菌のすべて
- ハンセン病のすべて
- ブルーリ潰瘍のすべて
- 非結核性抗酸菌症(NTM症)のすべて
- 皮膚糸状菌症(白癬)のすべて
- カンジダ症のすべて
- マラセチア感染症のすべて
- 忘れてはいけない真菌症
- 寄生虫症(Creeping eruption(皮膚爬行疹)など)のすべて
- 疥癬のすべて
- 虫による病気のすべて
- ツツガムシ病，紅斑熱のすべて
- 顔にできる感染症と常在微生物関連疾患
- 急患・重症な感染症のすべて
- 人獣共通感染症
- 熱帯皮膚病のすべて
- ウイルス感染症と悪性腫瘍
  ―カポジ肉腫，メルケル細胞癌を中心に―
- 学校保健，学校感染症と皮膚科医

PEPARS No.111 16年3月増大号
オールカラー　132頁　定価5,000円+税

形成外科領域における レーザー・光・高周波治療

編集／東海大学准教授　河野太郎

■目　次■
- 毛細血管奇形(単純性血管腫)の標準的レーザー治療
- 乳児血管腫に対する最近のレーザー治療
- 毛細血管拡張症のレーザー治療
- 太田母斑の標準的レーザー治療
- 異所性蒙古斑のレーザー治療
- 扁平母斑のレーザー治療
- 黒子の標準的炭酸ガスレーザー治療
- 老人性色素斑の標準的レーザー治療
- 脂漏性角化症の標準的レーザー治療
- 機器によるシワ治療(フラクショナルレーザーを中心に)
- ウルセラ(HIFU)によるたるみ治療
- 成熟瘢痕の高周波治療
- 肥厚性瘢痕のレーザー治療
- Coolsculptingによる冷却脂肪融解術
  ―3施設共同調査報告―
- 刺青のレーザー治療

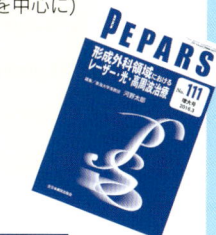

レーザー治療の決定版！！

PEPARS No.110 16年2月号
定価3,000円+税

シミ・肝斑治療マニュアル

編集／湘南鎌倉総合病院部長　山下理絵

■目　次■
肝　斑　シミ治療の現状／肝斑の病態と鑑別診断
肝斑治療　内服治療の選択：トラネキサム酸はなぜ効くか／外用治療の選択：何をどう使うか／レーザートーニングとは／レーザートーニング：エビデンスの現状／レーザートーニングの治療効果における病理組織学的検討／レーザートーニングはなぜ効くか，私はこう考える(1)／レーザートーニングはなぜ効くか，私はこう考える(2)／レーザートーニングによる合併症の経験と対策／肝斑の治療戦略：肝斑の本質を考慮した保存的治療の重要性／難治性肝斑の治療戦略

(株)全日本病院出版会　〒113-0033　東京都文京区本郷3-16-4
TEL：03-5689-5989　FAX：03-5689-8030

お求めはお近くの書店または弊社ホームページ(http://www.zenniti.com)まで！

◆特集/手・上肢の組織損傷・欠損 治療マニュアル

手・上肢への皮弁採取後の再建

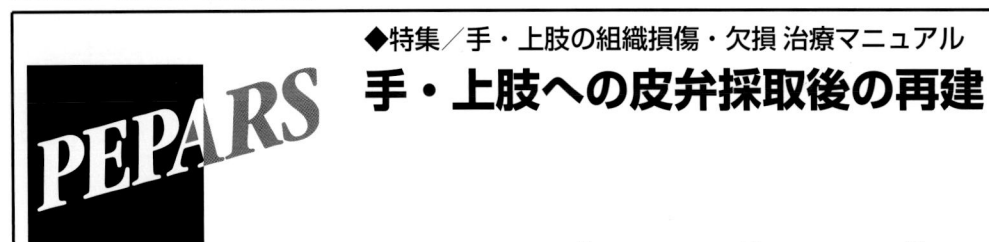

成島三長[*1] 飯田拓也[*2] 山下修二[*3] 光嶋 勲[*4]

Key Words：手(hand)，前腕(forearm)，皮弁採取(flap harvesting)，ドナー(donor)

Abstract 再建時の皮弁採取部の欠損というのは，皮弁を移植する際に考慮すべき1つの因子であり，できるだけ目立たないところで機能的整容的に問題が最小限となるようにしたいと思うのが我々再建を行う者の願いである．できることなら目立たないところから採取して一次縫縮し，綺麗な1本の線で患者さんに納得していただきたいと思うところである．前腕皮弁採取部を被覆するために大腿部などから分層植皮をすると跡が大きく残るのは気が引ける．一次縫縮が難しい場合には局所皮弁や遊離皮弁による再建を行う．鼠径部からの浅腸骨回旋動脈穿通枝皮弁を用いることが多い．植皮できれいに治癒することもあるため，状況に応じて全層植皮や分層植皮も再建法として除外しない柔軟な考えを残しておく．最近では pure skin perforator flap という植皮のように薄い皮弁が開発されており，これを用いることもできる．

はじめに

手・上肢の再建には有茎皮弁，遊離皮弁，植皮，人工真皮，陰圧療法など様々な方法が報告されている．どの方法を用いるかについては，その再建部位のサイズ・部位によって整容的・機能的な観点から選択される．また利用される皮弁や植皮の採取部位について再建時に考慮することは非常に重要である．逆に手・上肢から皮弁を採取した場合の採取部の再建も考慮すべき問題がある．今回我々は，皮弁採取後の再建について主に SCIP flap を中心に述べる．

皮弁採取後の再建

皮弁採取後の再建については2つのパターンがある．

1．手・上肢再建のために他部位から採取し，その採取部位を再建する

2．他部位再建のために手・上肢から採取し，その採取部位を再建する

この1．2．において，特に限定した状況についてそれぞれ詳しく述べる．

1．手・上肢再建のために他部位から採取し，その採取部位を再建する

手・上肢再建のために利用される他部位で，術後の採取部再建に必要な皮弁として内側足底皮弁や，great toe flap がある．これらに対して，植皮を行うこともあるが，知覚鈍麻などから慢性潰瘍化し難渋することもある．その採取部位を再建する場合，我々は好んで鼠径部から浅腸骨回旋動脈穿通枝皮弁(superficial circumflex iliac artery perforator(SCIP)flap)を選択している．SCIP flap

---

[*1] Mitsunaga NARUSHIMA，〒113-8655 東京都文京区本郷 7-3-1 東京大学医学部形成外科，講師
[*2] Takuya IIDA，同，講師
[*3] Shuji YAMASHITA，同，特任講師
[*4] Isao KOSHIMA，同，教授

は皮膚も薄く，thinning がしやすいことから利用しやすい．骨膜や腱膜の被覆のない骨や腱が露出した部位でも生着が容易である．しかし今まで皮弁は脂肪組織を含んでおり，指などでは厚みのために複数回の脱脂術が必要で，脱脂術までの期間，厚みによって可動制限が加わり，機能障害を残すことがあった．

　これに対して，木村らによって microdissection 法という顕微鏡下に穿通枝を末梢へ剥離する方法が報告され，安全に thin flap が挙上できるようになってきた[1]．また Hong らは，浅筋膜層で外側から内側に向かって挙上することで 30 分ほどの短時間で thin SCIP flap 挙上が可能と報告している[2]．確かに浅腸骨回旋動脈(SCIA)の浅枝は大腿動脈から分枝したのち動脈近位(1～2 cm 以内)で浅層へ立ち上がり，この浅筋膜に沿って外側へ向かっている．この浅筋膜のところで挙上すると挙上時この浅筋膜を通して栄養血管が透見され，血管を損傷することなく短時間で薄い皮弁を挙上することができ有用である．SCIA 浅枝の近位では鼠径リンパ節を栄養している．血管茎を長くするために大腿動脈に流入するところまで剥離する場合にはリンパ節への栄養血管を電気メスで処理しておかないと出血で深部へ向かう血管茎が見づらくなるため適切な処理が重要である．

　鼠径部は血管のバリエーションが多く SCIA の浅枝が欠損していることがあり，術前にエコーにて血管走行を確認することが重要である．エコーで浅枝の欠損が疑われた場合には，浅下腹壁動脈(SIEA)または SCIA の深枝を利用するように切り替える．SIEA の場合，皮弁をやや内側にすること以外には浅枝を利用する場合と挙上法に違いはない．これに対して，深枝を利用する場合には少し注意すべき点がある．深枝の穿通枝は主に外側大腿皮神経と交叉する所，またはその場所より外側で筋膜を貫いて皮膚へ栄養動脈を送っている．このため皮弁を浅筋膜で内側まで何も考えずに挙上してしまうと穿通枝を切断していることになる．気を付けるのは上前腸骨棘から内側 1 cm 下方 1 cm の部位周囲である．このあたりに深枝の穿通枝が筋膜から立ち上がっていることが多い．血管茎を長くするためには外側大腿皮神経と交叉したところを挙上していかなければならない場合もある．この際外側大腿皮神経から深枝を剥離することも可能ではあるが，顕微鏡下に注意深く剥離しなければならずあまりお勧めしない．それよりは神経を cuff 状に血管茎とともに挙上し，挙上後神経断端の中枢端と末梢端を緩く吻合しておけばよい．外側大腿皮神経は大腿部外側の知覚を司っており，神経再建時に利用されることもある．切断したままでも 1 年ほどで完全ではないにしても知覚が回復し，あまり合併症が多くない神経である．

　さらに最近，穿通枝周囲を皮下脂肪層を含まない全層植皮に栄養血管を付加した，pure skin perforator(PSP)flap という新しい皮弁を用いて治療ができるようになってきている[3]．皮弁挙上時に必須とされてきた真皮下血管網を含まず，真皮内静脈血管網と真皮を貫く pure skin perforator(PSP)という非常に細い動脈を利用することで血行を維持する．この PSP 皮弁は，植皮と皮弁の利点を両方兼ね備えている．薄くしなやかで拘縮せず，血行の不良な部位や骨・腱の被覆も可能であり，脱脂術も不要である．この方法を用いることで，母趾皮弁採取部位に対しても脱脂術を追加することなく整容的にも良好な形で再建が可能になる．

　真皮を貫く PSP の太さが 0.2 mm あれば 10×7 cm ほどの皮膚は問題なく挙上できる．ただ高度な技術を要するためマイクロ初心者は行わない方がよいかもしれない．どれくらいの大きさのものまで生着するかは不明であり今後の検討が必要である．

　母趾採取後再建の時は，背側中足動脈が残っていればよいが，足背動脈が断端の場合ではやや SCIA に比べて太く血管径が合わない場合がある．その場合には，中足骨近位で足底部の足底動脈弓と背側中足動脈とをつなぐ動脈(血管径 1

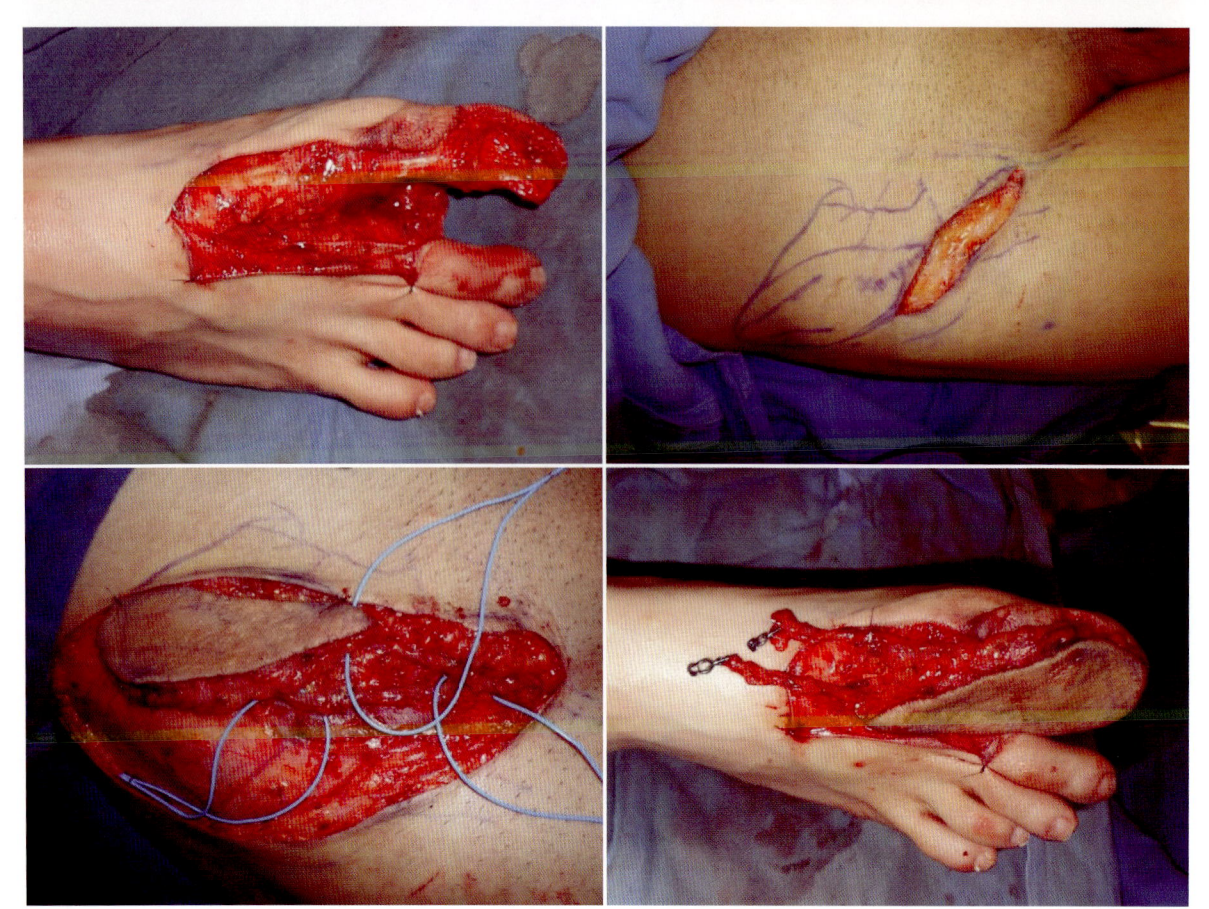

図 1. 症例 1：37 歳，男性．
右母趾より趾移植を行い，採取部の母趾趾骨露出を被覆する目的で，右鼠径部より皮弁移植．このうち deep branch（0.7 mm）を中足骨動脈の足底部からの交通枝（0.6 mm）に吻合した．
　a：採取部の母趾趾骨露出皮膚欠損部位
　b：右鼠径部皮弁デザイン 10×4 cm．まず血管茎の剝離同定
　c：血管は SCIP の deep branch と superficial branch の 2 本を含める形で挙上
　d：皮弁の配置

a	b
c	d

（文献 4：成島三長，山本　匠，関　征央：【マイクロサージャリー技術の進歩とその応用】IVaS 法（intravascular stenting method）を用いた supermicrosurgery. 整形・災害外科．55(4)：343-350, 2012. より引用）

mm 弱）が第一趾間部を貫いている．これを母趾採取時にクリップでマーキングしておくと，後でSCIA との吻合に利用できる．

症例 1：37 歳，男性

　肉のミンチ機に挟まれ全指を切断．右母趾より趾移植を行い，対立運動を行えるように計画した[4]．右足より母趾を採取した（図 1-a）．採取部の母趾趾骨露出部を被覆する目的で，右鼠径部より10×4 cm の皮弁を挙上した（図 1-b）．血管は SCIP のdeep branch と superficial branch の 2 本を含める形で挙上した（図 1-c）．このうち deep branch（0.7 mm）を中足骨動脈の足底部からの交通枝（0.6 mm）に吻合した（図 2-a）．術後皮弁は完全生着した（図 2-b）．またドナーサイトは一次縫縮した（図 2-c）．

2．他部位再建のために手・上肢から採取し，その採取部位を再建する

　主に前腕皮弁が考えられる．前腕皮弁は，1978年に Yang らによって報告され，柔軟で薄く血管も太く安定しているため有用な皮弁として利用さ

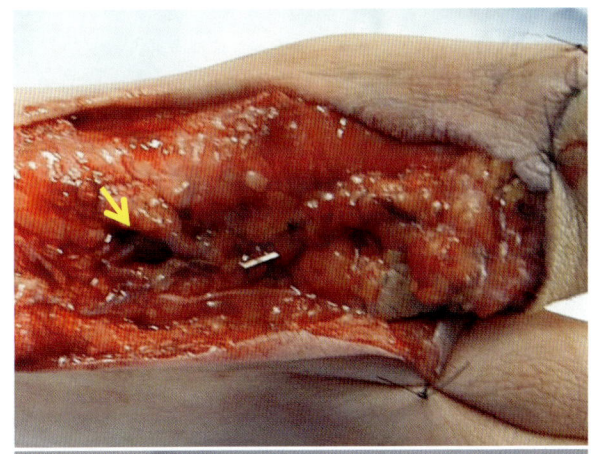

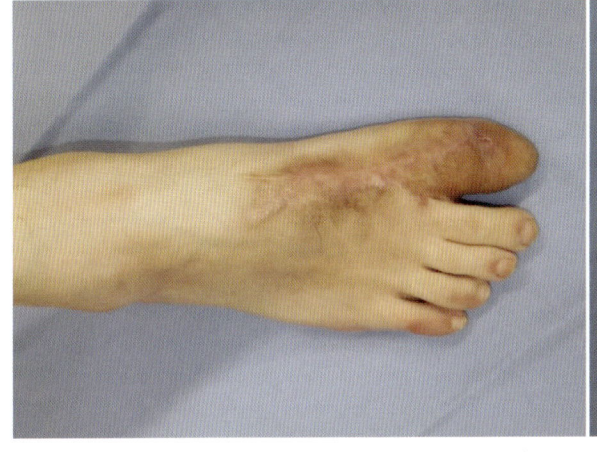

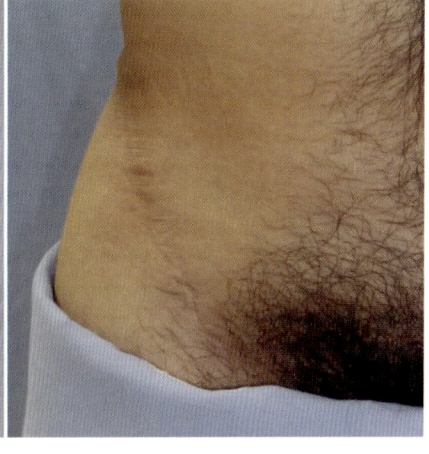

図 2. 症例 1
a：血管吻合．黄色矢印：deep branch（0.7 mm）を背側中足骨動脈の足底部からの交通枝（0.6 mm）に吻合
b：皮弁移植後 6 か月
c：SCIP flap 採取部位
（文献 4：成島三長，山本　匠，関　征央：【マイクロサージャリー技術の進歩とその応用】IVaS 法（intravascular stenting method）を用いた supermicrosurgery．整形・災害外科．55（4）：343-350，2012．より引用）

れる[5]．しかし採取部位の一次閉鎖がほとんどの症例で難しく植皮が行われる．露出部であり，植皮後の色素沈着や質感の違いなどの整容的問題，手関節の可動域制限やしびれ，かゆみなどの機能障害が報告されている．これに対して梶川らは前腕皮弁採取時に採取部の表層を分層植皮の厚みで挙上し内部の組織のみを移植し，表層はまた元の場所に戻す flap-style split-thickness skin という植皮法を行うことで，他部位からの植皮に比べて整容的に良好な結果が得られると報告している[5]．しかし機能的な問題や皮膚陥凹の問題は残される．高齢や全身状態の悪い患者において短時間で挙上しなければならない場合や，一次縫縮が可能な場合以外はできれば他部位からの遊離皮弁移植がよいのではないかと思う．この場合に利用する遊離皮弁としても我々は第一選択として SCIP flap を利用する．しかし欠損が大きく幅が 7 cm を超えてくると SCIP flap を大きく採取した場合では，一次縫縮できないことが多い．その場合の採取部の再建として主に第 10 から第 12 肋間動脈から外側側腹部に穿通する肋間動脈穿通枝（ICAP）による ICAP-based propeller flap（IBPF）がある．これは上前腸骨棘から腸骨稜上を 7〜11 cm 後方で，2〜5 cm 頭側に腸骨稜に最も近位の

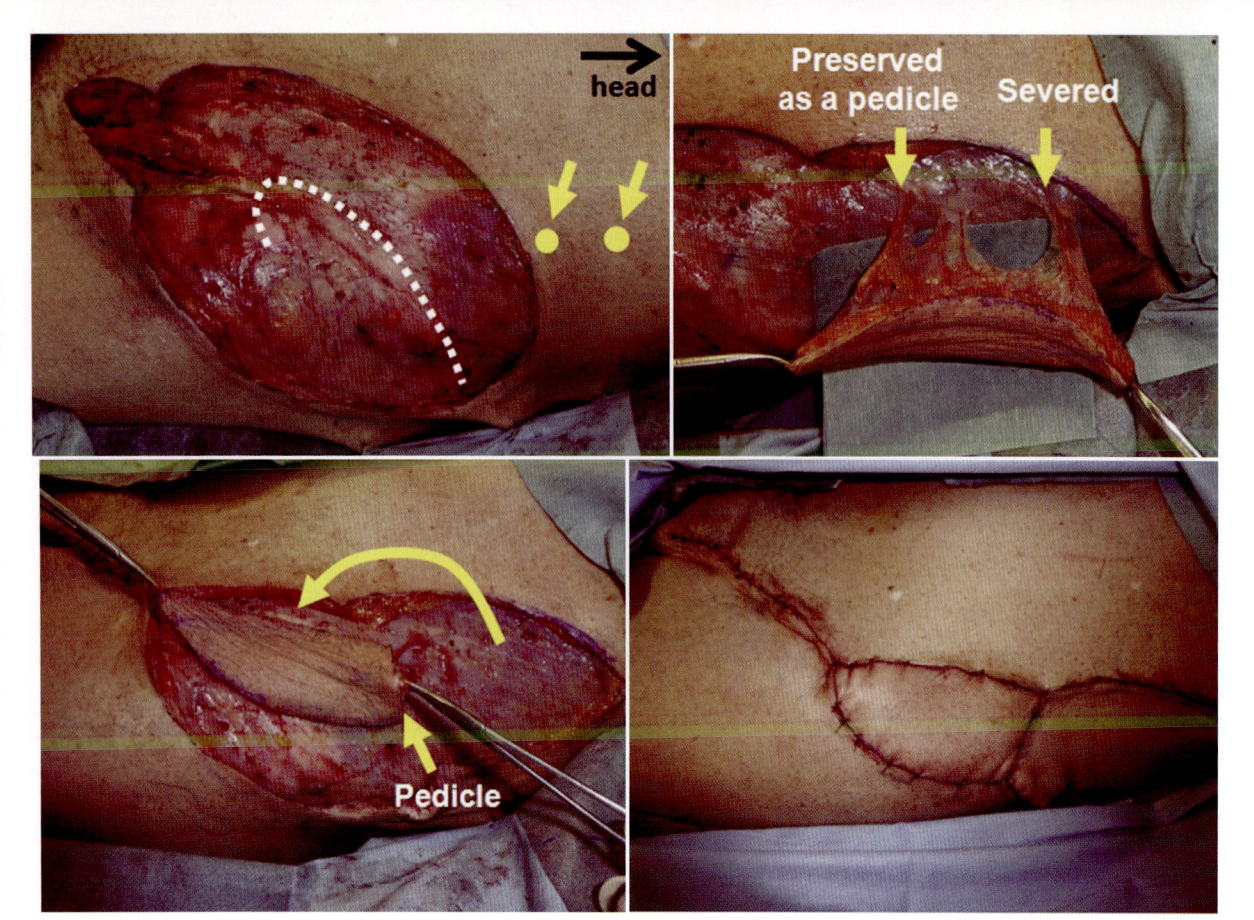

図 3. 症例 2：63 歳，男性
左鼠径部の皮弁採取（10×13 cm）後一次縫縮できず，頭側に ICAP-based propeller flap（IBPF）を作成して創閉鎖を行った．
　　　　a：10×13 cm の欠損部位．矢印：肋間動静脈の外側穿通枝の位置
　　　　b：皮弁の挙上と 3 本の穿通枝
　　　　c：プロペラ皮弁のローテーション
　　　　d：創閉鎖
（文献 6：Iida, T., et al.：Versatility of lateral cutaneous branches of intercostal vessels and nerves：Anatomical study and clinical application. J Plast Reconstr Aesthet Surg. 66(11)：1564-1568, 2013. より引用）

a	b
c	d

穿通枝がある．最近位のものより 2 番目の ICAP が太く皮弁挙上時に有用なことが多い．この穿通血管は上前腸骨棘から 6～10 cm 後方で 5～8 cm 頭側に存在する．血管茎の長さは 10 cm まで作成可能である．また肋間神経の皮枝を伴っており，知覚皮弁としても挙上できる．

症例 2：63 歳，男性
10×13 cm の遊離 SCIP flap を再建のため挙上した（図 3-a）[6]．ドナーサイトが大きく一次縫縮が不可能と判断．この欠損部を被覆するため外側部より IBPF をデザインした（図 3-b）．複数の外側皮枝を同定したうち，最近位の血管を血管茎とした（図 3-c）．これを SCIP flap 採取部に回転させて挿入し欠損を被覆した（図 3-c, d）．術後経過良好で皮弁は全生着した．

考　察

再建時の採取部の欠損というのは，皮弁を移植する際に考慮すべき 1 つの因子であり，できるだけ目立たないところで機能的整容的に問題が最小限となるようにしたいと思うのが我々再建を行う者の願いである．できることなら目立たないとこ

ろから採取して一次縫縮し，綺麗な1本の線で患者さんに納得していただきたいと思うところである．1本線にできるかどうかは，単純ではあるが2本の指でつまんでつかめる範囲である．それより大きい場合には植皮や皮弁を用いて欠損部を被覆することになる．個人的にはこの欠損部を被覆するために分層で植皮するのは気が引ける．前腕皮弁採取部に関する報告では，前腕にほとんど合併症がなかった（しびれ0.5％，浮腫1％）という報告がある[7]．一方で75％がかゆみを，80％がしびれを生じたとの報告もある[8]．手の再建部のドナーサイトについては被覆できるが，その採取部のために分層で採皮したところは，しばらくひりひりとした痛みがあり，跡が多くは四角く残る．場合によっては肥厚性瘢痕になることもあり，再建部はきれいだが，そのドナーを被覆するために二次の下請けがつらい思いをしている気持ちになる．そこで一次縫縮できる全層植皮であればまだ許容できるが，全層植皮を採皮するのであれば，薄い皮弁にしてもよいのではと考える．もちろん植皮できれいに治癒することもあり，遊離皮弁の場合，血管吻合が必要となりマンパワーがない場合には難しいこともある．その場合にはまずは人工真皮などで被覆しておき，1週間後などに皮弁で被覆することを考慮してもよい．手や上肢を再建するにあたり，ドナーサイトは基本的には一次縫縮を考慮し，難しい場合には局所皮弁や遊離皮弁による再建を行う．ただ状況に応じて全層植皮や分層植皮も考慮する．

閑話休題

局所の前腕皮弁を日本で初めて用いた報告として，1897年野口英世が東大の実技試験を受けるため手術を受けたことが知られている．その際手背からの局所皮弁と前腕の逆行性皮弁が用いられた．施術したのが東京大学第一外科教授の近藤次繁である[9]．日本で初めて胃切除を行った日本外科全体のパイオニアである．なぜ近藤次繁がこの逆行性前腕皮弁手術を行うことができたか不明であるが，近藤次繁が卒後すぐの1890～95年にハイデルベルグ，ウィーン大学など海外留学で行った先を考慮すると，恐らく直接会って手術を見学しその技術を習得したのではないかと思われる．特にその中で影響を受けたうちの1人ではないかと推察される人物がある．その人の名は，Vincenz Czerny（1842～1912）である[10]．この人物はウィーンにてTheodor Billroth（1829～1894）に直接師事し，胃切除に関する研究を行い，1877年以降はハイデルベルグにて教授として多くの外科手術を行っている．Cross-legを世界で初めて行ったのは1859年Frank H Hamiltonだが，1878年にCzernyも症例報告しており，皮弁を用いて様々な治療にあたっていたと思われる．このCzernyが最も有名なのは1893年に乳房の線維腫切除後に背部にあった拳大のLipomaを欠損部に挿入して世界初の乳房再建をしていることである．それ以外にも様々な術式を考案し臨床利用していたCzernyが48～52歳の頃にちょうど近藤次繁はハイデルベルグを訪れており，多くの形成外科的刺激を受けたであろうと思われ，きっと報告されていない数々の症例を見聞きし皮弁や形成外科的な知識や技術を用いて治療していたに違いない．野口英世の手術を見学した知人が記述した逆行性皮弁の記載を読んでも橈骨動脈を結紮したとか皮弁に含めたなど記述がない．もしかすると近藤次繁は世界初の橈骨動脈穿通枝皮弁を成功させた人物かもしれない．

参考文献

1) Kimura, N., Saitoh, M., Hasumi, T., Sumiya, N., Itoh, Y.: Clinical application and refinement of the microdissected thin groin flap transfer operation. J Plast Reconstr Aesthet Surg. **62**(11): 1510-1516, 2009.
   Summary Microdissection法という顕微鏡下に穿通枝を末梢へ剝離する方法で，安全にthin flapが挙上できるようになるという報告．
2) Hong, J. P., Choi, D. H., Suh, H., Mukarramah, D.

A., Tashti, T., Lee, K., Yoon, C.: A new plane of elevation: the superficial fascial plane for perforator flap elevation. J Reconstr Microsurg. **30**(7): 491-496, 2014.
Summary　浅筋膜層で外側から内側に向かって挙上することで30分ほどの短時間でthin SCIP flap挙上が可能と報告.

3) Narushima, M., Yamasoba, T., Iida, T., Yamamoto, T., Yoshimatsu, H., Koshima, I.: Pure skin perforator flap for microtia and congenital aural atresia using supermicrosurgical techniques. J Plast Reconstr Aesthet Surg. **64**(12): 1580-1584, 2011.
Summary　皮下脂肪層を含まない全層植皮に栄養血管を付加した，pure skin perforator (PSP) flapという新しい皮弁を用いて治療ができるようになったという報告. 植皮と皮弁の利点を両方兼ね備えている.

4) 成島三長, 山本　匠, 関　征央:【マイクロサージャリー技術の進歩とその応用】IVaS法（intravascular stenting method）を用いたsupermicrosurgery. 整形・災害外科. **55**(4): 343-350, 2012.

5) Kajikawa, A., Ueda, K., Katsuragi, Y.: Split-thickness skin flap technique for elevating the radial forearm flap. Plast Reconstr Surg. **123**(1): 284-287, 2009.

6) Iida, T., et al.: Versatility of lateral cutaneous branches of intercostal vessels and nerves: Anatomical study and clinical application. J Plast Reconstr Aesthet Surg. **66**(11): 1564-1568, 2013.

7) Yung, T. K., et al.: Stabilizing morbidity and predicting the aesthetic results of radial forearm free flap donor sites. Arch Plast Surg. **42**(6): 769-775, 2015.

8) Huang, C. H., et al.: Comparison of the radial forearm flap and the thinned anterolateral thigh cutaneous flap for reconstruction of tongue defects: an evaluation of donor-site morbidity. Plast Reconstr Surg. **114**(7): 1704-1710, 2004.

9) Goldwyn, R. M.: Vincenz Czerny and the beginnings of breast reconstruction. Plast Reconstr Surg. **61**(5): 673-681, 1978.
Summary　世界で初めて乳房再建を行った, Czernyの生涯についての報告.

10) 日本医科大学の前身済生学舎時代の野口英世. 日本医科大学橘桜会館展示写真集第四集. p9-10.
Summary　野口英世の手の手術に関する詳しい考察による報告.

PEPARS 100号記念増大号

皮膚外科のための皮膚軟部腫瘍診断の基礎

編集／順天堂大学先任准教授　林　礼人

PEPARS No.100　2015年4月臨時増大号　オールカラー140頁　定価5,000円+税

日常診療で扱う皮膚軟部腫瘍を見直しませんか？
関連各科との**共通言語**を習得し、
診断、外科治療に精通するための1冊！
是非手にお取り下さい！！

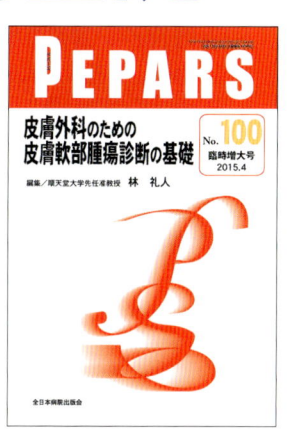

目　次

Ⅰ．臨床ならびに病理診断
皮膚軟部腫瘍の診断と治療 ―明日の皮膚外科医に向けて― ／ 大原國章
皮膚軟部腫瘍に対する診察のポイント ／ 入澤亮吉ほか
皮膚外科のための腫瘍病理の見方 ／ 寺師浩人ほか
Melanoma を中心とした黒色病変に対する皮膚腫瘍病理の見方 ／ 中村泰大
有棘細胞癌をはじめとする Non-Melanoma Skin Cancer
　に対する皮膚腫瘍病理の診方 ／ 松下茂人ほか
ダーモスコピーの見方 ―疾患毎の代表的所見と診断上の留意点について― ／ 外川八英

Ⅱ．画像診断
コラム ワンポイントアドバイス　超音波診断のススメ ／ 清原祥夫
コラム ミニアトラス　皮膚軟部腫瘍の代表的疾患における超音波所見 ／ 林　礼人
血管腫・血管奇形に対する超音波検査 ／ 野崎　愛ほか
皮膚軟部腫瘍診断における画像検査（MRI） ／ 藤本　肇
皮膚軟部腫瘍における画像検査（CT，PET 検査） ／ 林　礼人ほか
皮膚悪性腫瘍におけるリンパ節の画像評価 ／ 元村尚嗣ほか

Ⅲ．外科的治療
生検術の行い方 ／ 清澤智晴
皮膚軟部悪性腫瘍の切除範囲 ／ 大芦孝平ほか
皮膚軟部悪性腫瘍に対する再建術の考え方 ／ 林　利彦ほか

㈱**全日本病院出版会**

〒113-0033　東京都文京区本郷 3-16-4
TEL：03-5689-5989　FAX：03-5689-8030

お求めはお近くの書店または弊社ホームページ（ http://www.zenniti.com ）まで！

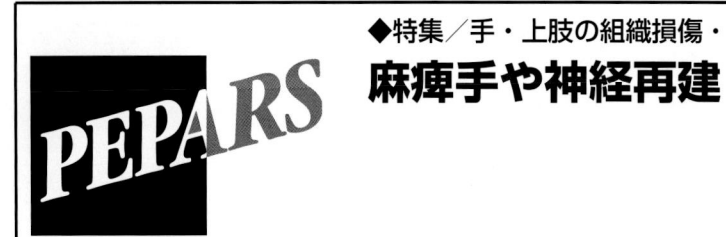

◆特集/手・上肢の組織損傷・欠損 治療マニュアル

麻痺手や神経再建

平瀬 雄一*

Key Words：神経断裂(nerve rupture)，神経麻痺(palsy)，神経再建(nerve reconstruction)，神経移植(nerve graft)，腱移行(tendon transfer)，神経誘導チューブ(nerve conduit)

Abstract 神経の損傷は知覚や運動の麻痺が確立する前にできるだけ早く再建されなければならない．断裂した神経の直接縫合ができなければ神経移植を行う．採取できる神経は限られているが，再建部位の神経の太さ・長さ・周囲の血行状態に合わせて選択される．また，最近は人工神経とも言える神経誘導チューブも開発されており，適切な症例を選んで使用する．

すでに確立された神経麻痺に対しては腱移行を行う．残存する機能の中から犠牲の少ない腱を選んで移行するが，適切な腱移行ができれば非常に有用な再建方法となる．腱移行に際しては，術後の固定法，固定期間やリハビリテーション，装具などの知識が求められる．

はじめに

手指の神経損傷は，何らかの感覚や運動の麻痺をもたらすため高度な人間生活を営む上での大きな障害となる．また，神経が損傷されたあとの麻痺症状は時間の経過とともに次第に非可逆的変性となるため，速やかに再建されることが望ましい．また，確立された麻痺に対しては腱移行で再建するが，より重要な機能の再獲得のために，最も犠牲の少ない腱を選んで移行しなければならない．

神経移植

断裂し欠損した神経を直接縫合できない場合には神経移植が行われる．我が国では同種神経移植は一般的ではないので，自家神経移植，あるいは誘導チューブを使った神経誘導術を行う．自家神経移植では，体内には余っている神経はないので，どの神経を採取するかは慎重に適応を検討しなければならない．神経移植の採取部位についてはいくつかの方法が報告されているが，一般的な採取部位は後骨間神経，前腕皮神経，腓腹神経であり[1]，最近は神経誘導チューブ[2]の使用も可能となった．

1．後骨間神経

径が 1 mm 程度の細い神経であるため，指尖部，あるいは指 PIP 関節より末梢の神経再建に有用である．

採取法としては，手関節背側の第 4 コンパートメント上を 2 cm 程度切開して伸筋支帯を切開して固有示指伸筋を見出す．固有示指伸筋を筋鈎で尺側に引くと橈骨の骨膜上を走行している後骨間神経を見つけることができる．神経周囲を剝離して末梢と中枢方向へ剝離すると約 20～25 mm 程度の神経を採取できる(図 1)．

2．前腕皮神経

指 PIP 関節周辺から手掌までの指神経の欠損によい適応がある．径は 1.0～1.5 mm 程度である．

前腕内側中央に小切開を加えて前腕筋膜上を剝離すると皮下に前腕皮神経を確認できる．この神

---

* Yuichi HIRASE，〒102-0084 東京都千代田区二番町 7-7 四谷メディカルキューブ手の外科・マイクロサージャリーセンター，センター長

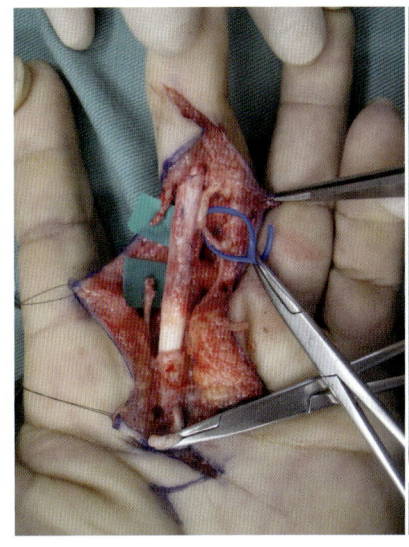

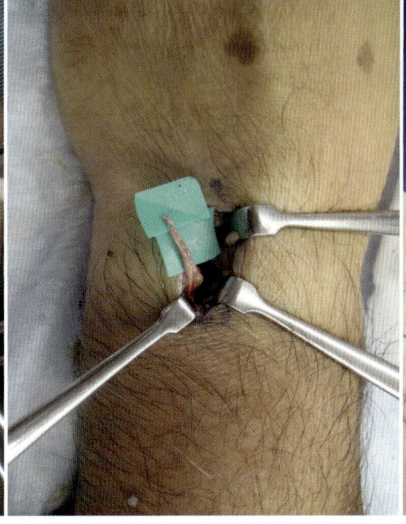

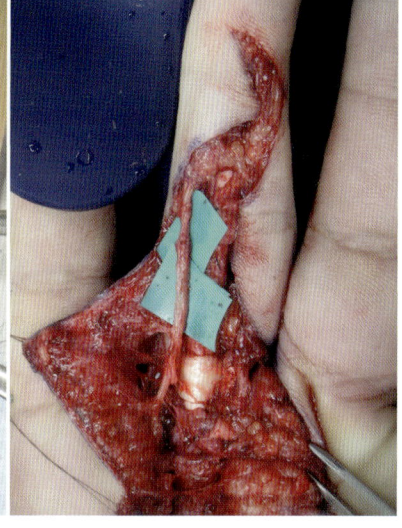

a|b|c　　　　　　　　　　図 1. 後骨間神経の移植
　　　a：中指橈側の指神経の欠損がある．
　　　b：手関節背側第 4 コンパートメント内から後骨間神経を 20 mm 長で採取した．
　　　c：神経移植縫合後の状態

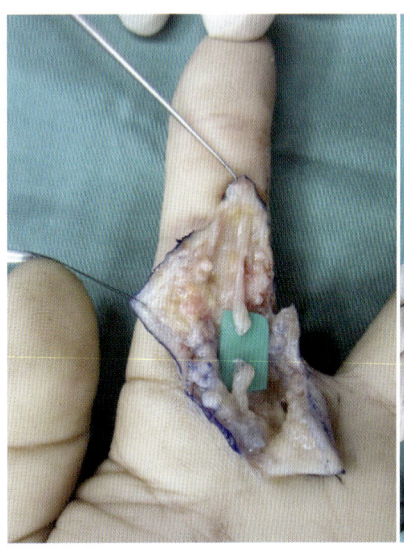

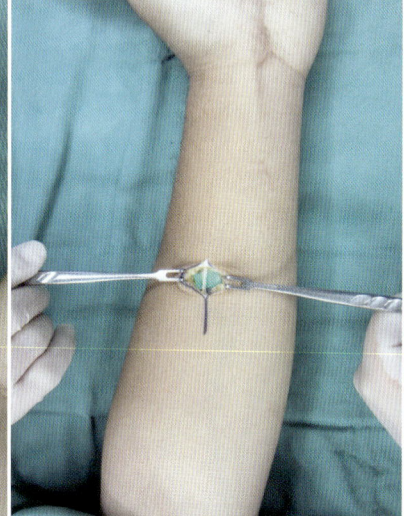

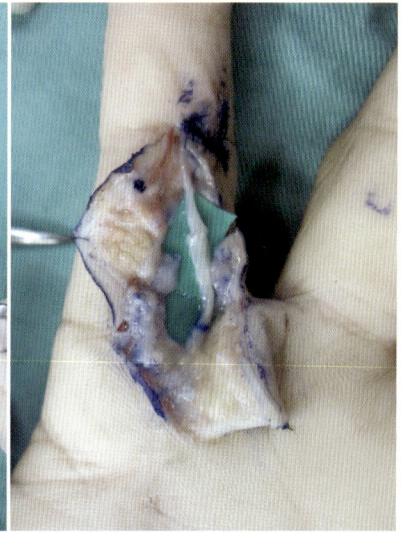

a|b|c　　　　　　　　　　図 2. 前腕皮神経の移植
　　　a：示指神経尺側の断裂．断端神経腫の形成をみる．
　　　b：前腕中央から内側皮神経を採取する．採取は前腕中央より末梢で行うが橈側すぎないように注意する．
　　　c：採取した神経を移植した状態

経を必要な長さだけ切断して採取するが，中枢切断端は断端神経腫を作らないようにバイポーラーで電気焼灼しておく．前腕皮神経の採取にあたっては前腕内側の皮切が末梢すぎたり，橈側すぎたりすると誤って橈骨神経を採取してしまうので注意する．採取部位が中枢すぎても断端神経腫を作りやすく知覚欠損部位も広くなってしまうので，前腕中央より末梢で採取する．移植時には採取した神経の中枢・末梢を翻転させて移植するのが一般的である(図 2)．

3．腓腹神経

　1.5〜2 mm 程度の径があり，手掌部から中枢へ

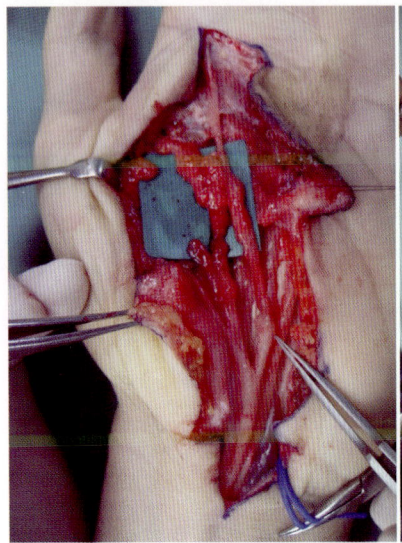

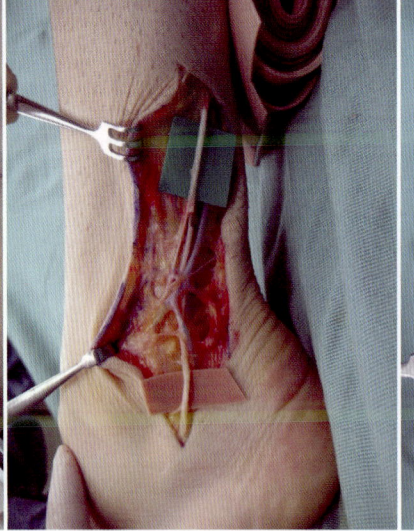

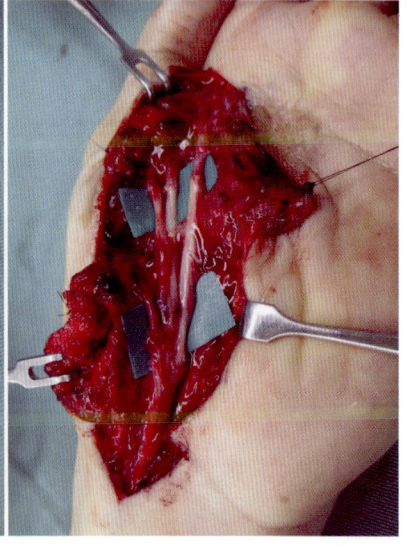

図 3. 腓腹神経の移植
a：母指の両側と示指橈側の指神経は断裂し神経腫を形成している．
b：下腿外側で腓腹神経を注意深く剝離して，採取する．
c：母指両側と示指橈側の神経欠損部に移植した．

の神経再建に使用する．径は細いが長く採取できるため，太い神経の再建にあたっては数本の神経を束ねて cable graft として使用できる．

下腿外果とアキレス腱の間に長軸に切開を加えて皮下脂肪内を走行する腓腹神経を見出す．この時，数 cm おきに横切開を加えて神経を採取する報告もあるが，神経を傷つけやすく推奨できない．腓腹神経を必要な長さだけ採取して切断端に断端神経腫ができないように閉創前に神経断端を電気焼灼する．

採取した神経は末梢断端が神経欠損部の中枢断端に接合するように翻転して使用する(図3)．

4．血管柄付き腓腹神経移植

移植床の血行状態が良好でない場合や比較的長い神経欠損の再建が必要となる場合は腓腹神経に周囲筋膜を血管柄として付けて移植することが可能である．血管茎は腓骨動静脈となる．腓腹神経は下腿中枢 1/3 から足関節までの約 20 cm を腓骨動脈からの筋膜血行で採取できる．太い神経の再建には折りたたんで cable graft として移植できる．血行のある living tissue であるためより良好な神経回復が期待できる[3]．

5．神経誘導チューブ

本邦で使用できるようになった，いわゆる人工神経である．従来の nerve conduit が中空であるのに比べて，このチューブ(商品名ナーブリッジ，東洋紡)はポリグリコール酸でできたチューブ内にブタ真皮由来のコラーゲンが満たされており，神経と神経をつなぐ nerve bridging という新しいコンセプトに拠っている．径は 0.5～4 mm まで 0.5 mm 間隔で揃っており，長さは最長 50 mm である．使用前に 10 分間ほど生食水に浸漬したあと，神経欠損に合わせて移植するが神経誘導チューブの両端では神経断端を引き込むように縫合する．移植した神経誘導チューブは次第に吸収されるが，その前に神経がチューブ内を再生する．周囲血行が良好な部位が適応であり，主に手関節末梢の知覚再建に適応が高い(図4)．

麻痺手に対する腱移行

すでに確立されてしまった神経麻痺に対しては腱移行によって再建する．使用できる腱は残された機能の中で最も犠牲の少ない腱を選択して移行する．

主要な神経麻痺に対する再建法について概略を説明する．

1．低位正中神経麻痺

最も多いのは手根管症候群由来の神経麻痺であ

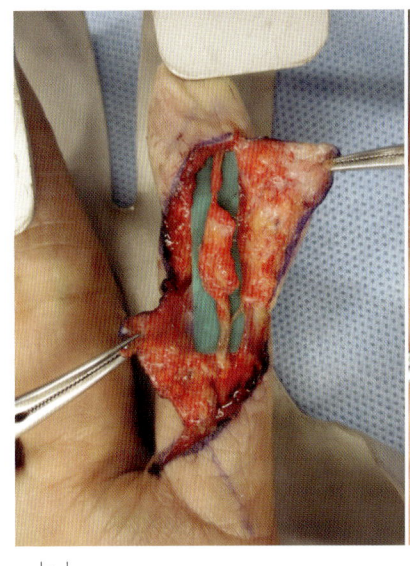

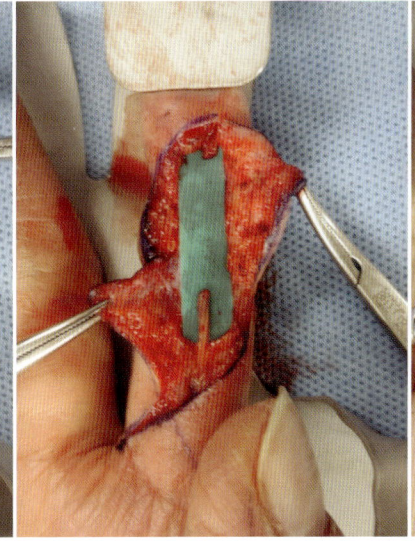

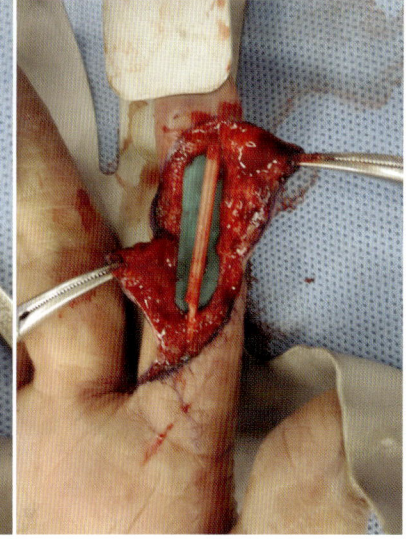

a|b|c　　　　　　　　　　　図 4. 神経誘導チューブによる再建
a：示指橈側指神経に断端神経腫の形成をみる．
b：腫瘍切除により 25 mm の神経欠損ができた．
c：27 mm の神経誘導チューブを移植した．チューブ両端では神経断端を引き込むように縫合した．

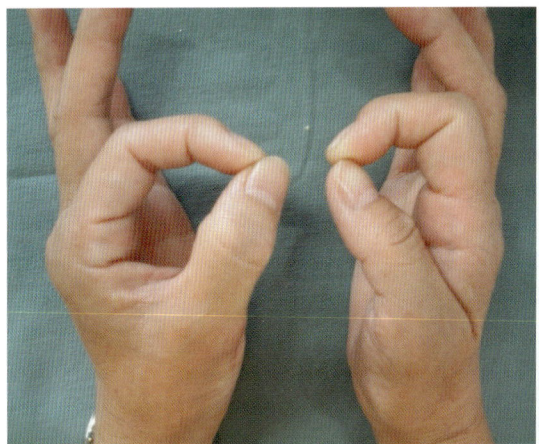

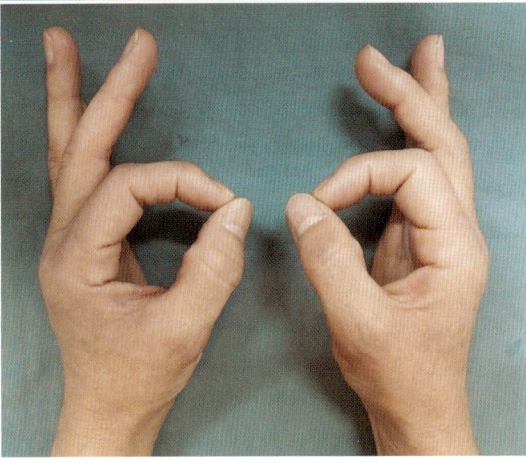

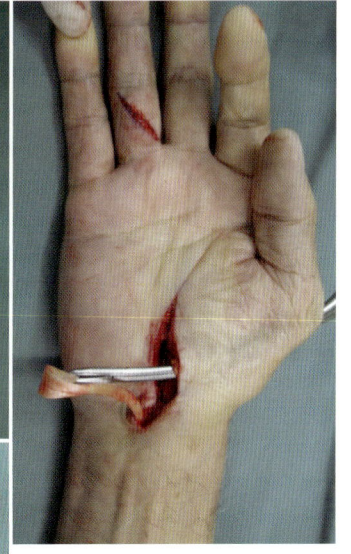

図 5.
手根管症候群による母指対立不全
　a：両側の手根管症候群による正中神経麻痺で母指対立不全があったが，左側は手根管開放術と神経剝離で改善した．
　b：右母指対立不全に対して環指からの浅指屈筋腱移行を行った．環指基節部の小切開から浅指屈筋を切離して手根管上の創へ引き出し，切離した横手根靱帯の尺側断端に開けた穴(pulley)を通してから母指方向に引き出し，その先を 2 つに割いて基節骨と中節骨の骨膜に母指対立位で縫合した．約 3 週間のシーネ固定の後で自動運動を開始した．
　c：両側の母指対立機能は良好に再獲得された．

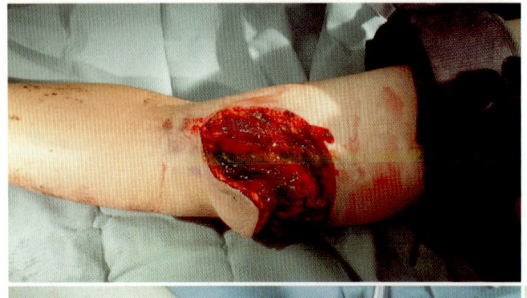

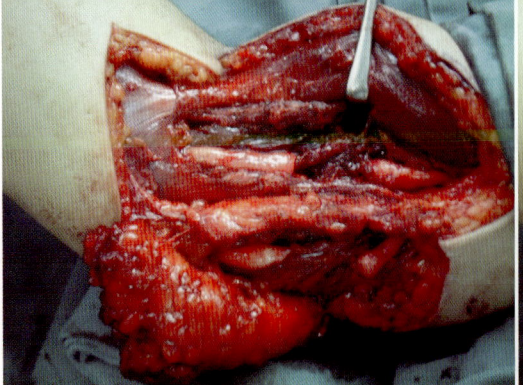

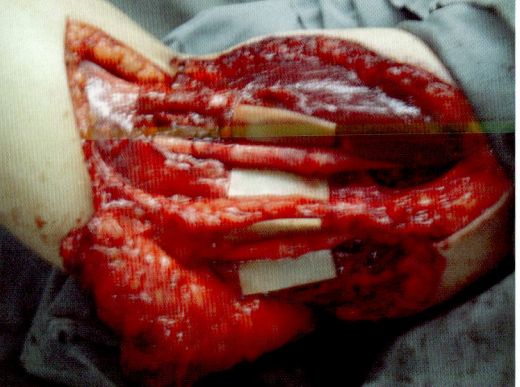

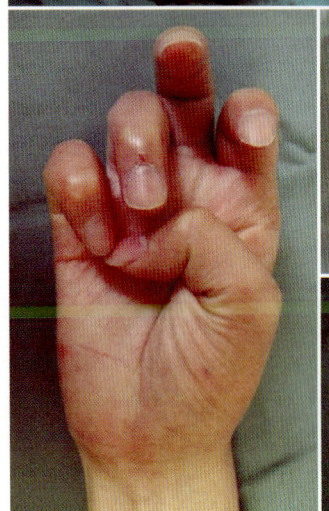

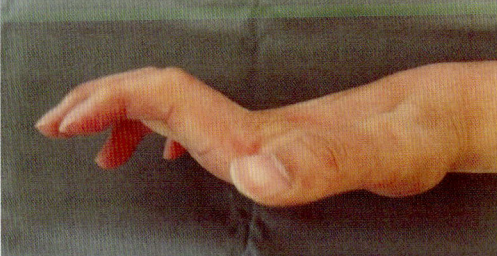

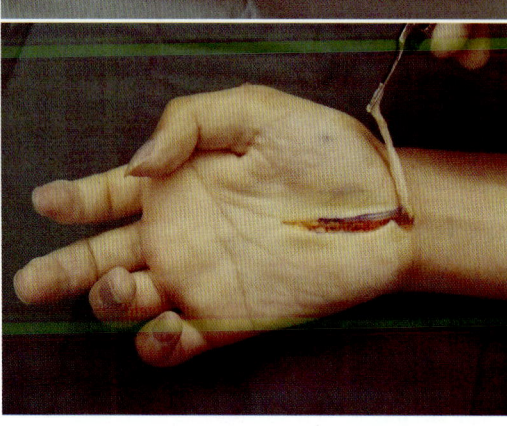

図 6-a～f.
上腕部での正中・尺骨神経の断裂.
高位での神経切断であったが, 8
か月後には低位正中・尺骨神経麻
痺症状が確定した.
　a：上腕内側の創
　b：正中・尺骨神経の断裂を認
　　　めた.
　c：神経縫合後
　d：正中神経麻痺による母指対
　　　立不全がみられる.
　e：正中・尺骨神経麻痺により
　　　intrinsic minus hand となっ
　　　ている
　f：手根管を開放して Camitz
　　　法にならい, 長掌筋腱と手掌
　　　腱膜を長く採取した.

る. 当初は正中神経領域の知覚障害（痺れと鈍麻）が主体であるが, やがて母指球筋の萎縮が起こり, 母指対立機能が失われる. 筋萎縮の程度が軽度の場合は手根管開放と神経剝離で回復するが, 筋萎縮が高度の場合は腱移行によって再建する. 再建法の報告は多くあるが, 一般的なのは長掌筋腱に手掌腱膜を付けて移行する Camitz 法[4], 環指浅指屈筋腱の移行, 固有小指伸筋腱の移行などである. 手部尺側に作成した pulley を通して腱移行することで, より生理的な母指対立を得ることができる（図 5）.

2．低位尺骨神経麻痺

尺骨神経領域の知覚鈍麻の他に, 指間の筋萎縮による指の内外転運動障害, 主に環指と小指のか

図 6-g～l.
g：移行腱を母指 MP 関節周囲の骨膜に縫合した.
h：Fowler 法にならい，固有示指伸筋と固有小指伸筋腱を手関節背側に引き出して 2 つに分割し，各指の橈側の側索に縫合した.
i：指尖部より鋼線を皮下に刺入して MP 関節は屈曲位，指伸展位に保持した. 3 週間後より鋼線を抜去して自動運動を開始した.
j：環指・小指 PIP 関節の伸展制限が残るが intrinsic hand は改善した.
k：屈曲は問題ない.
l：母指対立機能も再獲得できている.

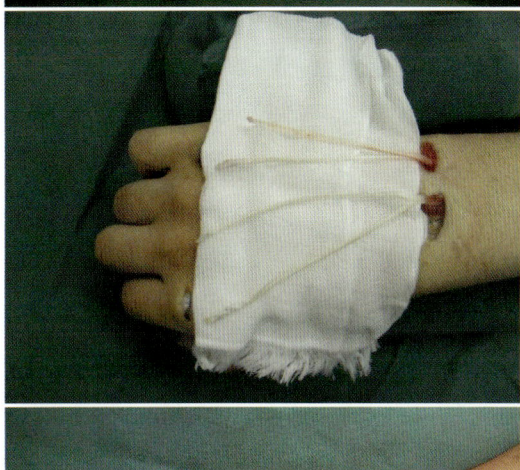

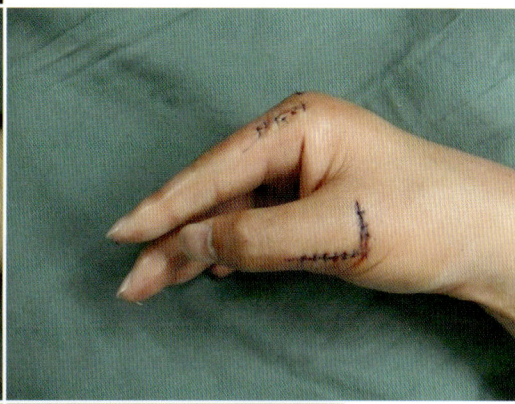

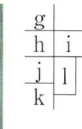

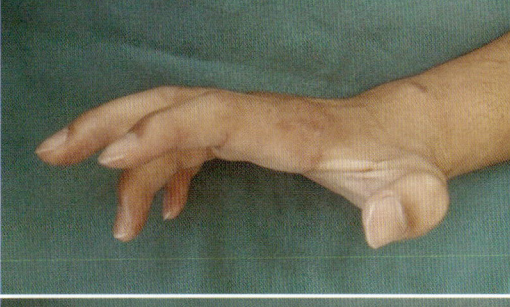

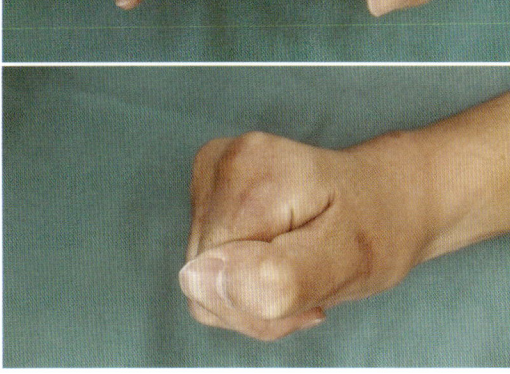

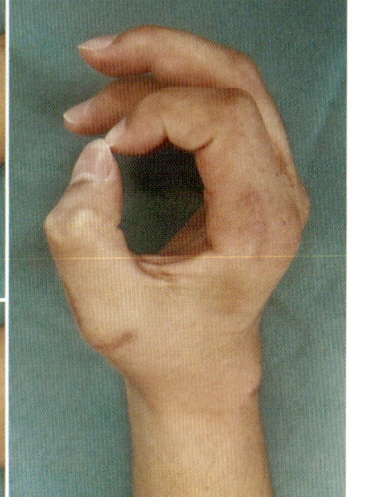

g		
h	i	l
j		
k		

ぎ爪指変形, intrinsic minus hand, 指の尺側変位, 握力の低下などが起こる.

　最も治療が必要となるのはかぎ爪指変形である. 一般的なのは Fowler 法で, 固有小指伸筋腱をいったん手関節に引き出してから先端を 2 つに割いて, それぞれを環指と小指の橈側の側索に縫合する[5]. その際, MP 関節は屈曲位に固定する. 示指, 中指のかぎ爪指変形も顕著であれば, 同様の方法を固有示指伸筋腱の移行で行う(図 6).

3. 橈骨神経麻痺

　上腕外側の橈骨神経溝あたりを持続的に圧迫することで麻痺が生じることが多い. 主な症状は下

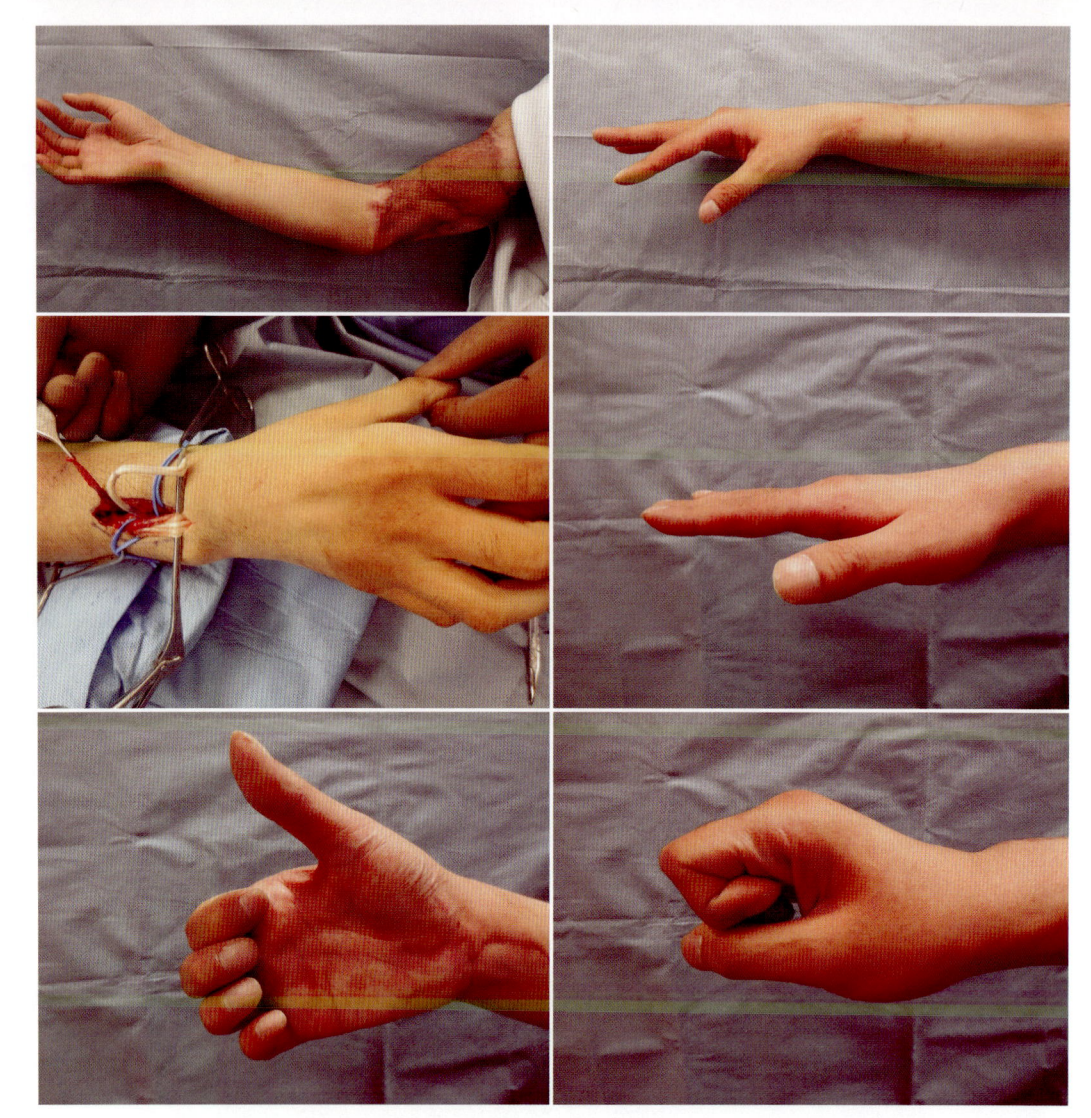

図 7. 橈骨神経不全麻痺

a	b
c	d
e	f

a：上腕に全周にわたる熱傷瘢痕がある．
b：示指と母指の伸展不全があり，手関節の伸展も困難であった．
c：長掌筋腱と尺側手根屈筋腱を掌側から骨間を通して背側に移行した．長掌筋腱を長母指伸筋に縫合して，尺側手根屈筋腱を総指伸筋に縫合した．
d：示指の伸展は可能となった．
e：母指の伸展も可能となった．
f：指の屈曲に問題はない．

垂手である．通常は，3〜6 か月の間に自然回復することが多く，ステロイド剤の内服などを行いながら経過を観察する．

6 か月の経過をみても神経症状の回復が見られなければ腱移行による再建の適応となる．腱移行により再建を要する筋は低位麻痺では総指伸筋，長・短母指伸筋，長母指外転筋であり，高位麻痺では手根伸筋が加わる．使用できる筋は手根屈筋，円回内筋，長掌筋，浅指屈筋である．代表的な手術法は Riordan 変法である[6)7)]．

Riordan 変法では円回内筋腱を橈側手根伸筋に移行して手関節の伸展を獲得し，尺側手根屈筋腱を橈骨尺骨の骨間膜に開けた穴から背側に移行して総指伸筋と縫合して指の伸展機能を再建する．さらに長掌筋腱を長母指伸筋腱に縫合して母指の伸展機能を再建する（図 7）．

考　察

　神経の損傷は可及的に早く再建されなければならない．その際には，犠牲となる移植神経と再建される神経との適応が考慮される．神経の太さ，必要な長さ，周囲瘢痕，血行状態などを吟味して移植する神経と術式の選別を行う．

　神経再建において，次に重要となるのは評価である．手術前，術後に複数回の評価を行って神経の回復状態の確認が必要不可欠である．筋電図，知覚検査，徒手筋力テストなどを行う．また，運動神経の回復には神経刺激も有用で，低周波刺激がそれにあたる．市販の低周波刺激器(肩こり用の健康機器として売られている)でのホームエクササイズも有用である．

　一方，腱移行による神経麻痺の再建にあたっては術前の評価が重要となる．失われた機能を再獲得するためには，どの腱の移行が最も犠牲が少ないかを検討する．術後は数週間の固定ののちに自動運動や他動運動を開始するが，夜間シーネや装具の作成が必要な場合もある．移行した腱を使って患者が機能の再獲得を行うには適切なリハビリテーションも必要であり，患者に段階的なリハビリテーションを理解させるには術者に十分な知識が求められるのは言うまでもない．

参考文献

1) 平瀬雄一：遊離神経移植　22章　神経移植・神経移行術．やさしい皮弁．p380-385，克誠堂出版，2009.
2) 中島英親：神経再生誘導チューブ(ナーブリッジ)の臨床応用．医学のあゆみ．**255**(4)：291-296，2015.
3) 平瀬雄一：血管柄付き遊離腓腹神経移植　22章　神経移植・神経移行術．やさしい皮弁．p386-388，克誠堂出版，2009.
4) Camitz, H.：Surgical treatment of paralysis of opponens muscle of thumbs. Acta Chir Scand. **65**：77-81, 1929.
5) 津下健哉：II 尺骨神経単独麻痺に対する腱移行術　手の外科の実際(第5版)．pp562-565，南江堂，1983.
6) 津下健哉：V 橈骨神経単独麻痺に対する腱移行術　手の外科の実際(第5版)．pp604-611，南江堂，1983.
7) Abrams, R. A.：Reconstruction for radial nerve palsy. Hand Surgery. Berger, R. A., Weiss, A. P., ed. pp937-951, Lippincott Williams & Wilkins, Philadelphia, 2004.

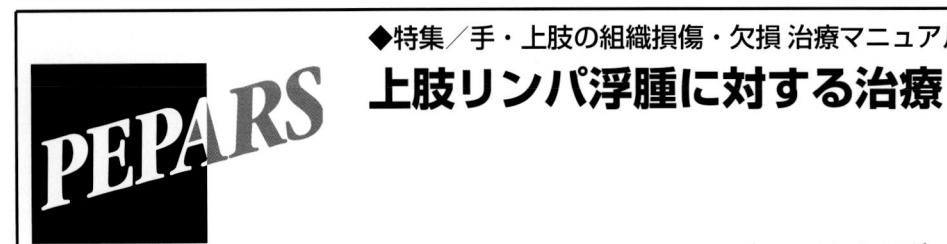

◆特集／手・上肢の組織損傷・欠損 治療マニュアル

上肢リンパ浮腫に対する治療

三上太郎[*1]　前川二郎[*2]

Key Words：上肢リンパ浮腫(upper limb lymphedema)，複合理学療法(combine physical therapy；CPT)，evidence based medicine，リンパ管—静脈吻合術(lymphatico venous anastomosis)，リンパ節移植術(lymph node transfer)，脂肪吸引術(liposuction)

Abstract　上肢リンパ浮腫は下肢リンパ浮腫に比較して重症例は少なく，蜂窩織炎の発症頻度も少ないとされている．しかし下肢に比較してADLに関与する要素が高く，かつ自身を含めて目につきやすいため，むしろ正しい診断と評価，治療を行う重要性は高いと考えられる．続発性リンパ浮腫については，比較的高いレベルのエビデンスを持つ保存的治療が認められるが外科的治療法に関してはまだ推奨度の高い治療法は認められていない．さらに，原発性リンパ浮腫については保存的治療に関しても高い推奨度の治療法は認められていないのが現状である．
　上肢続発性リンパ浮腫の原疾患も大部分が乳癌であり，この点も考慮すると全般的に上肢リンパ浮腫の治療は，ガイドライン他文献を参考にしつつも個々の症例ごとに有効性を評価しながら治療法を選択するのが妥当と思われる．

はじめに

リンパ浮腫とは，リンパ系の機能不全によって生じる，水分や他の物質の組織内への病的貯留が原因の浮腫である[1)2)]．最終的には象皮症となるが，病状進行過程においても肉体的にも精神的にも障害を招き，経済的観点からも患者の負担になる[1)3)4)]．

リンパ浮腫はその成因から，続発性リンパ浮腫と原発性リンパ浮腫に分類される．先行する外傷や疾患が原因となり生じるものが続発性リンパ浮腫で，これらが認められずに生じるものを原発性リンパ浮腫としている[2)5)6)]．上肢のリンパ浮腫については諸処の報告があるが，ほとんどが乳癌の治療後(手術，放射線照射)とされ，女性の割合が下肢のリンパ浮腫よりも高い．

上肢のリンパ浮腫は下肢のリンパ浮腫と同様ADLの低下や蜂窩織炎，リンパ漏といった余病の発症を招く[4)7)～9)]．下肢リンパ浮腫と比較すると重症例は少なく，蜂窩織炎の発症頻度も少ないとされている．しかしこのことが下肢リンパ浮腫に比較して診断や治療の重要性を低くするものではない．その理由としては，上肢が下肢に比較してADLに関与する要素が高く，かつ自身を含めて目につきやすいことが挙げられる．つまり，機能的観点からも整容的観点からも下肢に比較して重要度が高いためである．その一方で，保存的治療の一環である弾性スリーブや弾性包帯の装着は有効性が認識されているものの，健側肢のみでは装用しにくいというジレンマも抱えている．また，上肢リンパ浮腫についてはこれもまた下肢と異なり，稀ながらも悪性疾患(Stewart-Treves syndrome)を発症することがある．

以上のような背景を踏まえて，上肢のリンパ浮腫の治療にあたる必要があると考える．

[*1] Taro MIKAMI，〒236-0004　横浜市金沢区福浦 3-9　横浜市立大学医学部形成外科，講師
[*2] Jiro MAEGAWA，同，主任教授

疫学的背景

　リンパ浮腫患者に関する統計データは極めて乏しいとされている(2013　リンパ浮腫診断治療指針).治療方針の決定にあたり病歴聴取は重要であるため,本稿の趣旨の観点から以下に簡単に記載する.

1．原発性上肢リンパ浮腫

　2013年発行のリンパ浮腫診断治療指針(一般社団法人 リンパ浮腫療法士認定機構編)によると,上肢下肢に体幹部を含めた原発性リンパ浮腫患者は人口10万対3.00人で,このうち約6.0%が上肢の原発性リンパ浮腫であった.これに対して下肢は原発性リンパ浮腫の88%を占めており,上肢の原発性リンパ浮腫は比較的稀であると考えられる.

2．続発性上肢リンパ浮腫

　本邦では上肢リンパ浮腫のうち97%が乳癌治療後の続発性と考えられている.一方,2000~12年までに報告された72文献のメタ解析結果によると,乳癌に関連して上肢リンパ浮腫が発症する頻度は21.4%とされ[10],腋窩リンパ節郭清を受けた症例では28.2%がリンパ浮腫を発症するとされた.この解析結果によるとセンチネルリンパ節生検のみでも5.6%は発症するとされ,病歴聴取の際には注意が必要と考えられる.

解剖学的・組織学的背景

　各種治療法の趣旨を理解し,適応の有無を判断するためには,リンパ系の解剖学基礎知識が必要であるが,誌面の都合上ここでは割愛する.本誌No.22特集「四肢のリンパ浮腫の治療」の須網らの項に詳細に記載されているのでそちらを参照されたい.

治　療

　現在のところ2014年版リンパ浮腫診療ガイドライン(日本リンパ浮腫研究会編;以下,ガイドライン)では上肢下肢を問わず,外科的治療方法に

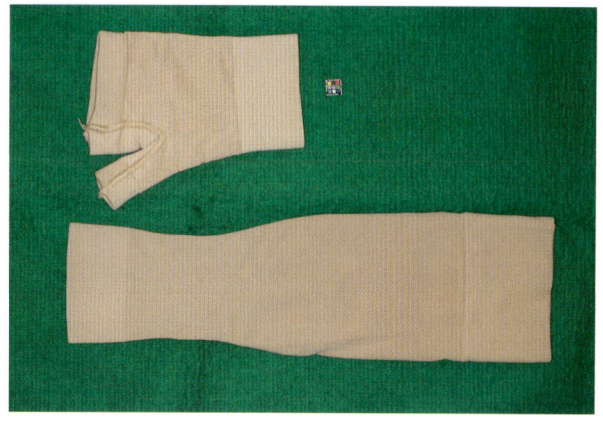

図1.一般的な上肢リンパ浮腫用弾性着衣
　　スリーブ(下)とグラブ(上)

ついてはリンパ管細静脈吻合術,リンパ節移植術,脂肪吸引術のいずれについても evidence based medicine(EBM)として高い有効性は示されていない.一方でガイドラインでは,少なくとも上肢の続発性リンパ浮腫について,推奨グレードB以上が提示された保存的治療がいくつか存在する.ただし続発性については,原疾患のコントロール状態や合併症の有無によっても適用する治療方法を考慮しなければならないのは下肢リンパ浮腫と同じである.

　また,原発性リンパ浮腫については臨床現場では有効であろうとみなされている複合的理学療法(combine physical therapy；CPT)においてもランダム化比較試験の論文報告はなく,個々の症例ごとに有効性を評価しながら治療法を選択するのが妥当と思われる.

1．保存的治療

A．複合的理学療法

　スキンケア,用手的リンパドレナージ,圧迫療法,運動療法を含んだ保存的治療である.発症早期ほど効果が期待できるとされ,圧迫療法が基本となるが末梢動脈閉塞,患肢の急性炎症,末梢性神経疾患では禁忌となるため開始前に入念なチェックが必要である.

B．圧迫療法

1) 弾性着衣

　上肢リンパ浮腫についてはスリーブに加えてグラブも使用することがある(図1).ガイドライン

では維持期の標準治療としては推奨グレードA3の評価である[11)～13)]. 着圧に4段階の規格があり, かつサイズ選択を厳密に行わないと症状悪化が起こり得ることに注意が必要である. 時間経過とともに着圧は低下するため, 6か月使用したものは交換が必要となる. また, 上肢に多い抗癌剤副作用による浮腫に対しては, 早期の弾性着衣使用に懐疑的とする報告もあった.

2) 多層包帯法 (multi-layer lymphedema bandaging;MLLB)

上肢の形態に歪曲がある場合や, 市販の着衣装用が困難なⅡ期以後のリンパ浮腫については, 特に集中治療を行う際に推奨されている(ガイドライン推奨グレードA3)[14)15)]. 施術開始時には浮腫軽減により着圧が低下するため, 適宜巻き直しが必要になる. 多層の名が示す通り, ストッキネットや綿包帯をクッションとして使用する. 施術による末梢神経障害の報告もあり, 治療開始時には専門家の監視が必要と考えられる[16)].

C. 用手的リンパドレナージ (manual lymphatic drainage;MLD)

患肢に過剰に貯留した組織間液を, 機能が残存するリンパ管へ誘導することが目的である. 治療手技としては確立されたものであるが, EBMとしては発症予防, 標準的治療のいずれについても有効性について一定の見解が得られていないようである[17)～20)]. 現時点では, 患者の意向に一致しかつ効果が期待できる場合にのみ行うのがよいようである.

D. 運動療法

患肢に圧迫療法を加えた状態で軽度から中等度の運動を指す.

これまでのところ, 上肢続発性リンパ浮腫については予防効果, 治療効果ともランダム化比較試験で有効性を示す論文が多いようで, 一定のプログラムや指導のもとに行われれば日常診療として推奨される[21)]. 少なくとも, 術後の患肢安静を維持した場合と比較して浮腫の発症率に差がなかったとする報告が認められている[22)]. プログラムについては原著論文を参照頂きたい[23)24)].

E. スキンケア

本誌の主たる読者層である形成外科医の守備範囲からは若干外れるが, 蜂窩織炎の発症を防ぐ有効性が認められるとガイドラインで評価されているため簡単に触れておく.

2007年の段階で上肢リンパ浮腫増悪因子として蜂窩織炎の既往が認められているが, スキンケアを「含む」複合的治療により上肢・下肢リンパ浮腫において蜂窩織炎の発症率が減少したとする報告がある[25)26)].

自験例でも患肢の衛生状態維持と保湿は蜂窩織炎の回避に重要と思われたことがあり, 外来診療でのスキンケア指導を治療法の一環として挙げておく.

2. 外科的治療方法

2008年に刊行された本誌の特集号以後も外科的治療術式の大幅な変化や追加は認められない.

現在のところ, 一般的に施行されているのは大きく分けて, ①リンパ管細静脈吻合術, ②リンパ節移植術, ③皮下組織切除・吸引術, の3種類である. さらにそれぞれにおいてバリエーションがあるが, そのこと自体に治療法として確立されていないという現状がうかがえる.

A. リンパ管細静脈吻合術

本来リンパ管は最終的には左右の鎖骨下静脈の静脈角で静脈へ合流する. この解剖学的事実をもとに, 閉塞したリンパ系を閉塞する前の段階で静脈にバイパスするという治療方法である(図2). 近年では顕微鏡や手術器械の発達, 注入する色素やその可視化の方法の発達により, より浅い深さでの微細な手術, すなわち低侵襲な手術が可能となってきており, 直径0.5 mm以下の脈管同士の吻合というレベルが一般になっている[27)～30)]. 本来血液とは異なり凝固機転が生じにくいリンパ液であるが吻合部の長期累積開存率は24か月で36%とする報告がある[31)]. また, 他の手術と同様に術後も圧迫療法が行われるケースが多いため, 手術単独の治療効果を評価するのは困難と言える[32)].

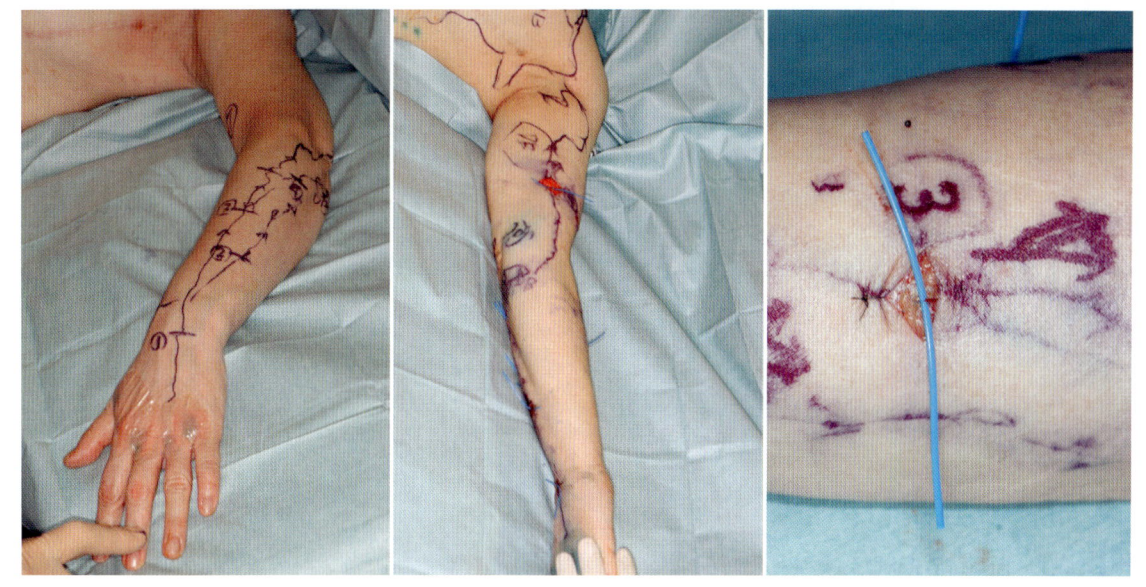

図 2. 上肢リンパ浮腫に対するリンパ管細静脈吻合術
a：吻合前の蛍光リンパ管造影によるリンパ管マッピング
b：吻合後の吻合部位
c：吻合部の拡大図

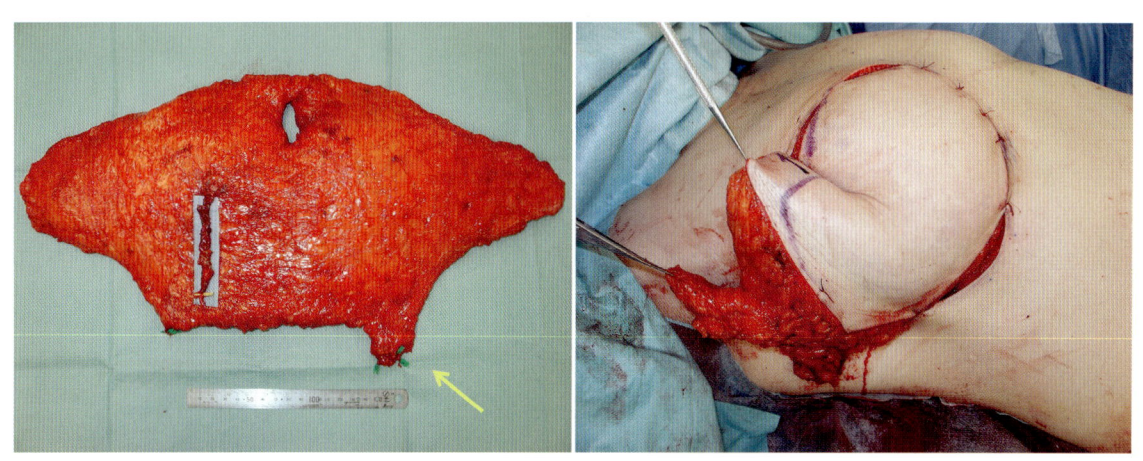

図 3. 上肢リンパ浮腫に対するリンパ節移植を伴った乳房再建術
a：採取した浅鼠径リンパ節付き DIEP flap．矢印は flap 内のリンパ節と周囲組織ならびに浅下腹壁動静脈
b：皮弁のセッティング中．腋窩に作成したポケットへリンパ節部を挿入し，浅下腹壁動静脈と胸背動静脈などとの吻合を行う．
（写真提供：横浜市立大学附属市民総合医療センター形成外科　佐武利彦准教授）

実際，ガイドラインでも，現時点ではエビデンスとして高い評価を提供できる論文が少ないことを理由に EBM としてはグレードの低い治療法と判断している．本邦では広く行われている術式であり，今後ランダム化比較試験などエビデンスレベルの高い報告が期待される．

B．リンパ節移植術

続発性リンパ浮腫の発症原因がリンパ節の切除あるいは機能喪失によるものに対して，リンパ節の再建という発想の治療方法である（図3）．1970年代に入ってからのマイクロサージャリーの技術進展により血行再建を伴うリンパ節移植術が動物実験で報告され，血行再建を伴う移植の重要性が

明らかになった[33)34)]．2006年以後，いろいろな術者が血管柄付きリンパ節移植術を行い，概ね良好な結果を報告している．その一方で，現時点ではリンパ節移植術後の局所でのリンパ動態は明らかでなく，かつ術後のリンパ節採取部位の予後，合併症に関する報告も様々である[35)～40)]．

採取部位の選択も様々で，鼠径部，腋窩部，鎖骨上窩，オトガイ下の4通りあるが，このうちいずれかを推奨する比較試験は認められない．この術式もまた，有効性はうかがわれるものの厳密な比較試験はなく，EBMの観点から現時点では，低い推奨グレードの治療法ということにならざるを得ない[36)]．リンパ節採取に起因すると考えられる続発性リンパ浮腫の報告も稀ながらあることから，手術を適用する症例の選択は慎重にすべきだと考える[39)40)]．

C．脂肪吸引術

一般的に，リンパ浮腫に対する脂肪吸引術は適応基準として，① 保存的治療に抵抗性の非圧痕浮腫，② 体積差が 600 ml 以上，③ 活動性癌や開放創がない，④ 血液抗凝固薬を使用していない，⑤ 感染症がない，そして ⑥ 圧迫療法が継続できる，こととされている[41)～43)]．特に術後の圧迫療法継続は重要と思われ，2008年に報告された論文では術後11年目で浮腫の再発が認められなかったとするものもある．同著者らは，リンパシンチグラフィーでの確認でリンパ輸送能の改善や蜂窩織炎発症率の改善が認められたと報告した[41)44)]．また，最近ではリンパ節移植術後に追加治療として行った報告もある．本術式もまたEBMレベルとしては低い術式とみなされているが，他の方法と同様に多施設での共同研究やランダム化比較試験などでの有効性検証が望まれる．

まとめ

上肢リンパ浮腫に対する治療方法を最近の文献ならびに2014年のリンパ浮腫診療ガイドラインをもとに総括した．原発性リンパ浮腫についてはエビデンスレベルの高い治療法は少なく，また続発性についても外科的治療でエビデンスレベルの観点からは推奨される治療方法はなかった．もっとも，EBMの実践は大切であるが，個々の症例の病状や患者背景を十分考慮した治療方針の決定は大切であると考えられる．外科的治療方法については，今後多施設での共同研究やランダム化比較試験などの臨床研究が望まれる．

参考文献

1) de Godoy, J. M., Azoubel, L. M., de Fatima Guerreiro Godoy, M.：Surgical treatment of elephantiasis of the feet in congenital lymphedema to facilitate the use of a compression mechanism. Int J Gen Med. **3**：115-118, 2010.
   Summary　象皮症を生じた原発性下肢リンパ浮腫2例の治療に関する症例報告．外科的治療にいたる治療戦略について詳記されている．

2) Rockson, S. G.：Lymphedema. Am J Med. **110**：288-295, 2001.
   Summary　2001年に出されたリンパ浮腫に関する総説．病態生理から診断，治療までを網羅している．

3) Moffatt, C. J., Franks, P. J., Doherty, D. C., Williams, A. F., Badger, C., Jeffs, E., Bosanquet, N., Mortimer, P. S.：Lymphoedema：an underestimated health problem. QJM. **96**：731-738, 2003.

4) Passik, S., Newman, M., Brennan, M., Holland, J.：Psychiatric consultation for women undergoing rehabilitation for upper-extremity lymphedema following breast cancer treatment. J Pain Symptom Manage. **8**：226-233, 1993.
   Summary　乳癌術後に発症した上肢リンパ浮腫患者の精神/神経学的問題点について論じている論文．

5) Tiwari, A., Cheng, K. S., Button, M., Myint, F., Hamilton, G.：Differential diagnosis, investigation, and current treatment of lower limb lymphedema. Arch Surg. **138**：152-161, 2003.

6) Smeltzer, D. M., Stickler, G. B., Schirger, A.：Primary lymphedema in children and adolescents：a follow-up study and review. Pediatrics. **76**：206-218, 1985.

7) Mozes, M., Papa, M. Z., Karasik, A., Reshef, A., Adar, R.：The role of infection in post-mastectomy lymphedema. Surg Annu. **14**：73-83, 1982.

8) Roses, D. F., Brooks, A. D., Harris, M. N., Shapiro,

R. L., Mitnick, J. : Complications of level Ⅰ and Ⅱ axillary dissection in the treatment of carcinoma of the breast. Ann Surg. **230** : 194-201, 1999.
9) Starritt, E. C., Joseph, D., McKinnon, J. G., Lo, S. K., de Wilt, J. H., Thompson, J. F. : Lymphedema after complete axillary node dissection for melanoma : assessment using a new, objective definition. Ann Surg. **240** : 866-874, 2004.
10) DiSipio, T., Rye, S., Newman, B., Hayes, S. : Incidence of unilateral arm lymphoedema after breast cancer : a systematic review and meta-analysis. Lancet Oncol. **14** : 500-515, 2013.
Summary　398論文の中から基準を満たす72論文より上肢リンパ浮腫発症頻度に関するメタデータ解析を，29論文よりリンパ浮腫発症に関与するリスク因子についてメタデータ解析を行った論文．いずれも乳癌治療後について．
11) Badger, C. M., Peacock, J. L., Mortimer, P. S. : A randomized, controlled, parallel-group clinical trial comparing multilayer bandaging followed by hosiery versus hosiery alone in the treatment of patients with lymphedema of the limb. Cancer. **88** : 2832-2837, 2000.
12) Hornsby, R. : The use of compression to treat lymphoedema. Prof Nurse. **11** : 127-128, 1995.
13) Lasinski, B. B., McKillip Thrift, K., Squire, D., Austin, M. K., Smith, K. M., Wanchai, A., Green, J. M., Stewart, B. R., Cormier, J. N., Armer, J. M. : A systematic review of the evidence for complete decongestive therapy in the treatment of lymphedema from 2004 to 2011. PM R. **4** : 580-601, 2012.
14) King, M., Deveaux, A., White, H., Rayson, D. : Compression garments versus compression bandaging in decongestive lymphatic therapy for breast cancer-related lymphedema : a randomized controlled trial. Support Care Cancer. **20** : 1031-1036, 2012.
Summary　比較的近年報告された，多層包帯法と弾性着衣のみの2群に分けて保存療法の効果を比較したランダム化比較試験の論文．前者は3か月後でも有意に体積減少効果が高かったが，上肢の機能制限も強かった．
15) McNeely, M. L., Magee, D. J., Lees, A. W., Bagnall, K. M., Haykowsky, M., Hanson, J. : The addition of manual lymph drainage to compression therapy for breast cancer related lymphedema : a randomized controlled trial. Breast Cancer Res Treat. **86** : 95-106, 2004.
16) Kara, M., Ozcakar, L., Malas, F. U., Kara, G., Altundag, K. : Median, ulnar, and radial nerve entrapments in a patient with breast cancer after treatment for lymphedema. Am Surg. **77** : 248-249, 2011.
17) Huang, T. W., Tseng, S. H., Lin, C. C., Bai, C. H., Chen, C. S., Hung, C. S., Wu, C. H., Tam, K. W. : Effects of manual lymphatic drainage on breast cancer-related lymphedema : a systematic review and meta-analysis of randomized controlled trials. World J Surg Oncol. **11** : 15, 2013.
18) Torres Lacomba, M., Yuste Sanchéz, M. J., Zapico Goñi, A., Prieto Merino, D., Mayoral del Moral, O., Cerezo Téllez, E., Minayo Mogollon, E. : Effectiveness of early physiotherapy to prevent lymphoedema after surgery for breast cancer : randomised, single blinded, clinical trial. BMJ. **340** : b5396, 2010.
19) Devoogdt, N., Christiaens, M. R., Geraerts, I., Truijen, S., Smeets, A., Leunen, K., Neven, P., Van Kampen, M. : Effect of manual lymph drainage in addition to guidelines and exercise therapy on arm lymphoedema related to breast cancer : randomised controlled trial. BMJ. **343** : d5326, 2011.
20) Zhang, L., Fan, A., Yan, J., He, Y., Zhang, H., Zhong, Q., Liu, F., Luo, Q., Tang, H., Xin, M. : Combining manual lymph drainage with physical exercise after modified radical mastectomy effectively prevents upper limb lymphedema. Lymphat Res Biol, 2016, Jan 29.[Epub ahead of print]
21) Chan, D. N., Lui, L. Y., So, W. K. : Effectiveness of exercise programmes on shoulder mobility lymphoedema after axillary lymph node dissection for breast cancer : systematic review. J Adv Nurs. **66** : 1902-1914, 2010.
22) Anderson, R. T., Kimmick, G. G., McCoy, T. P., Hopkins, J., Levine, E., Miller, G., Ribisl, P., Mihalko, S. L. : A randomized trial of exercise on well-being and function following breast cancer surgery : the RESTORE trial. J Cancer Surviv. **6** : 172-181, 2012.
23) Schmitz, K. H., Ahmed, R. L., Troxel, A., Cheville, A., Smith, R., Lewis-Grant, L., Bryan, C. J.,

Williams-Smith, C. T., Greene, Q. P. : Weight lifting in women with breast-cancer-related lymphedema. N Engl J Med. **361** : 664-673, 2009.

24) Kim D. S., Sim, Y. J., Jeong, H. J., Kim, G. C. : Effect of active resistive exercise on breast cancer-related lymphedema : a randomized controlled trial. Arch Phys Med Rehabil. **91** : 1844-1848, 2010.
Summary 乳癌術後の40名の患者を対象とした，運動負荷の有無による上肢リンパ浮腫の体積変化についてのランダム化比較試験．東洋(韓国)からの論文．

25) Vignes, S., Arrault, M., Dupuy, A. : Factors associated with increased breast cancer-related lymphedema volume. Acta Oncol. **46** : 1138-1142, 2007.

26) Ko, D. S., Lerner, R., Klose, G., Cosimi, A. B. : Effective treatment of lymphedema of the extremities. Arch Surg. **133** : 452-458, 1998.

27) Chen, W. F., Yamamoto, T., Fisher, M., Liao, J., Carr, J. : The "Octopus" Lymphaticovenular Anastomosis : Evolving Beyond the Standard Supermicrosurgical Technique. J Reconstr Microsurg. **31** : 450-457, 2015.
Summary リンパ管細静脈吻合術を，簡便な「octopus」手技を用いて9人の患者に施行した経過報告．

28) Ayestaray, B., Bekara, F. : π-shaped lymphaticovenular anastomosis : the venous flow sparing technique for the treatment of peripheral lymphedema. J Reconstr Microsurg. **30** : 551-560, 2014.

29) Yamamoto, T., Yamamoto, N., Hayashi, A., Koshima, I. : Supermicrosurgical deep lymphatic vessel-to-venous anastomosis for a breast cancer-related arm lymphedema with severe sclerosis of superficial lymphatic vessels. Microsurgery, 2015, Jan 17. doi : 10.1002/micr.22382. [Epub ahead of print]

30) Yamamoto, T., Narushima, M., Yoshimatsu, H., Seki, Y., Yamamoto, N., Oka, A., Hara, H., Koshima, I. : Minimally invasive lymphatic supermicrosurgery (MILS) : indocyanine green lymphography-guided simultaneous multisite lymphaticovenular anastomoses via millimeter skin incisions. Ann Plast Surg. **72** : 67-70, 2014.

31) Maegawa, J., Yabuki, Y., Tomoeda, H., Hosono, M., Yasumura, K. : Outcomes of lymphaticovenous side-to-end anastomosis in peripheral lymphedema. J Vasc Surg. **55** : 753-760, 2012.
Summary リンパ管細静脈吻合術を側端吻合で行った場合の長期開存度と体積減少度について報告した論文．

32) Damstra, R. J., Voesten, H. G., van Schelven, W. D., van der Lei, B. : Lymphatic venous anastomosis (LVA) for treatment of secondary arm lymphedema. A prospective study of 11 LVA procedures in 10 patients with breast cancer related lymphedema and a critical review of the literature. Breast Cancer Res Treat. **113** : 199-206, 2009.

33) Shesol, B. F., Nakashima, R., Alavi, A., Hamilton, R. W. : Successful lymph node transplantation in rats, with restoration of lymphatic function. Plast Reconstr Surg. **63** : 817-823, 1979.

34) Tobbia, D., Semple, J., Baker, A., Dumont, D., Johnston, M. : Experimental assessment of autologous lymph node transplantation as treatment of postsurgical lymphedema. Plast Reconstr Surg. **124** : 777-786, 2009.

35) Becker, C., Assouad, J., Riquet, M., Hidden, G. : Postmastectomy lymphedema : long-term results following microsurgical lymph node transplantation. Ann Surg. **243** : 313-315, 2006.

36) Ito, R., Suami, H. : Overview of lymph node transfer for lymphedema treatment. Plast Reconstr Surg. **134** : 548-556, 2014.
Summary リンパ節移植術についての臨床/研究の歴史と現状についての総説．

37) Saaristo, A. M., Niemi, T. S., Viitanen, T. P., Tervala, T. V., Hartiala, P., Suominen, E. A. : Microvascular breast reconstruction and lymph node transfer for postmastectomy lymphedema patients. Ann Surg. **255** : 468-473, 2012.
Summary 乳癌術後上肢リンパ浮腫に対するリンパ節付き DIEP 皮弁による乳房再建の論文．被引用件数が高い．

38) Vignes, S., Blanchard, M., Arrault, M., Porcher, R. : Intensive complete decongestive physiotherapy for cancer-related upper-limb lymphedema : 11 days achieved greater volume reduction than 4. Gynecol Oncol. **131** : 127-130, 2013.

39) Sulo, E., Hartiala, P., Viitanen, T., Maki, M., Seppanen, M., Saarikko, A. : Risk of donor-site

lymphatic vessel dysfunction after microvascular lymph node transfer. J Plast Reconstr Aesthet Surg. **68**：551-558, 2015.

40) Lee, M., McClure, E., Reinertsen, E., Granzow, J. W.：Lymphedema of the Upper Extremity following Supraclavicular Lymph Node Harvest. Plast Reconstr Surg. **135**：1079e-1082e, 2015.
Summary　鎖骨上リンパ節をドナーサイトとしたリンパ節移植術により上肢リンパ浮腫を生じた症例報告.

41) Brorson, H., Ohlin, K., Olsson, G., Svensson, B., Svensson, H.：Controlled compression and liposuction treatment for lower extremity lymphedema. Lymphology. **41**：52-63, 2008.
Summary　下肢のリンパ浮腫に対して, 脂肪吸引術を施行した長期成績について述べた論文. 術直後から弾性着衣を使用すると比較的良好な長期成績が得られるとしている. 2006年には上肢に関する同様の論文報告も同著者からされている.

42) Damstra, R. J., Voesten, H. G., Klinkert, P., Brorson, H.：Circumferential suction-assisted lipectomy for lymphoedema after surgery for breast cancer. Br J Surg. **96**：859-864, 2009.

43) Schaverien, M. V., Munro, K. J., Baker, P. A., Munnoch, D. A.：Liposuction for chronic lymphoedema of the upper limb：5 years of experience. J Plast Reconstr Aesthet Surg. **65**：935-942, 2012.
Summary　上記 Brorson の論文を追試するような形で 5 年間の長期成績を述べた脂肪吸引療法に関する論文. 上肢リンパ浮腫の改善度を体積変化率などで評価している.

44) Brorson, H.：From lymph to fat：complete reduction of lymphoedema. Phlebology. **25** Suppl 1：52-63, 2010.

FAXによる注文・住所変更届け

改定：2015年1月

　毎度ご購読いただきましてありがとうございます．
　読者の皆様方に小社の本をより確実にお届けさせていただくために，FAXでのご注文・住所変更届けを受けつけております．この機会に是非ご利用ください．

◇ご利用方法
　FAX専用注文書・住所変更届けは，そのまま切り離してFAX用紙としてご利用ください．また，注文の場合手続き終了後，ご購入商品と郵便振替用紙を同封してお送りいたします．**代金が5,000円をこえる場合，代金引換便とさせて頂きます．**その他，申し込み・変更届けの方法は電話，郵便はがきも同様です．

◇代金引換について
　本の代金が5,000円をこえる場合，代金引換とさせて頂きます．配達員が商品をお届けした際に，現金またはクレジットカード・デビットカードにて代金を配達員にお支払い下さい(本の代金＋消費税＋送料)．(※年間定期購読と同時に5,000円をこえるご注文を頂いた場合は代金引換とはなりません．郵便振替用紙を同封して発送いたします．代金後払いという形になります．送料は定期購読を含むご注文の場合は頂きません)

◇年間定期購読のお申し込みについて
　年間定期購読は，1年分を前金で頂いておりますため，代金引換とはなりません．郵便振替用紙を本と同封または別送いたします．送料無料，また何月号からでもお申込み頂けます．
　毎年末，次年度定期購読のご案内をお送りいたしますので，定期購読更新のお手間が非常に少なく済みます．

◇住所変更届けについて
　年間購読をお申し込みされております方は，その期間中お届け先が変更します際，必ずご連絡下さいますようよろしくお願い致します．

◇取消，変更について
　取消，変更につきましては，お早めにFAX，お電話でお知らせ下さい．
　返品は，原則として受けつけておりませんが，返品の場合の郵送料はお客様負担とさせていただきます．その際は必ず小社へご連絡ください．

◇ご送本について
　ご送本につきましては，ご注文がありましてから約1週間前後とみていただきたいと思います．お急ぎの方は，ご注文の際にその旨をご記入ください．至急送らせていただきます．2〜3日でお手元に届くように手配いたします．

◇個人情報の利用目的
　お客様から収集させていただいた個人情報，ご注文情報は本サービスを提供する目的(本の発送，ご注文内容の確認，問い合わせに対しての回答等)以外には利用することはございません．

　その他，ご不明な点は小社までご連絡ください．

株式会社 全日本病院出版会　〒113-0033 東京都文京区本郷3-16-4-7F
電話 03(5689)5989　FAX03(5689)8030　郵便振替口座 00160-9-58753

FAX 専用注文書

皮膚・形成 1606　　年　月　日

○印	PEPARS	定価(税込)	冊数
	2016年1月～12月定期購読(No.109～120；年間12冊)(送料弊社負担)	41,040 円	
	PEPARS No.111　形成外科領域におけるレーザー・光・高周波治療	5,400 円	
	PEPARS No.100　皮膚外科のための皮膚軟部腫瘍診断の基礎	5,400 円	
	PEPARS No.99　美容外科・抗加齢医療―基本から最先端まで―	5,400 円	
	PEPARS No.87　眼瞼の美容外科 手術手技アトラス	5,400 円	
	バックナンバー(号数と冊数をご記入ください)　No.		

○印	Monthly Book Derma.	定価(税込)	冊数
	2016年1月～12月定期購読(No.239～251；年間13冊)(送料弊社負担)	40,716 円	
	MB Derma. No.242　皮膚科で診る感染症のすべて	5,832 円	
	MB Derma. No.236　実践 子ども皮膚科外来	5,184 円	
	MB Derma. No.229　日常皮膚診療に役立つアレルギー百科	5,832 円	
	MB Derma. No.223　理路整然 体系化ダーモスコピー	5,184 円	
	バックナンバー(号数と冊数をご記入ください)　No.		

○印	瘢痕・ケロイド治療ジャーナル
	バックナンバー(号数と冊数をご記入ください)　No.

○印	書籍	定価(税込)	冊数
	そこが知りたい 達人が伝授する日常皮膚診療の極意と裏ワザ 新刊	12,960 円	
	肘実践講座 よくわかる野球肘 肘の内側部障害―病態と対応― 新刊	9,180 円	
	みみ・はな・のど感染症への上手な抗菌薬の使い方 新刊	5,616 円	
	創傷治癒コンセンサスドキュメント―手術手技から周術期管理まで― 新刊	4,320 円	
	複合性局所疼痛症候群(CRPS)をもっと知ろう	4,860 円	
	カラーアトラス 乳房外 Paget 病―その素顔―	9,720 円	
	スキルアップ！ニキビ治療実践マニュアル	5,616 円	

○	書名	定価	冊数	○	書名	定価	冊数
	今さら聞けない！小児のみみ・はな・のど診療Q&A Ⅰ巻	6,264 円			今さら聞けない！小児のみみ・はな・のど診療Q&A Ⅰ巻	6,264 円	
	超アトラス眼瞼手術―眼科・形成外科の考えるポイント―	10,584 円			実践アトラス 美容外科注入治療	8,100 円	
	イチから知りたいアレルギー診療	5,400 円			イチからはじめる 美容医療機器の理論と実践	6,480 円	
	見落とさない！見間違えない！この皮膚病変	6,480 円			アトラスきずのきれいな治し方 改訂第二版	5,400 円	
	図説 実践手の外科治療	8,640 円			腋臭症・多汗症治療実践マニュアル	5,832 円	
	使える皮弁術 上巻	12,960 円			使える皮弁術 下巻	12,960 円	
	匠に学ぶ皮膚科外用療法	7,020 円			目で見る口唇裂手術	4,860 円	
	多血小板血漿(PRP)療法入門	4,860 円			すぐに役立つ日常皮膚診療における私の工夫	10,800 円	

お名前：フリガナ　　　　㊞　　　診療科

ご送付先：〒　　－　　　□自宅　□お勤め先

電話番号　　　□自宅　□お勤め先

バックナンバー・書籍合計 5,000円以上のご注文は代金引換発送になります

―お問い合わせ先―
㈱全日本病院出版会営業部
電話 03(5689)5989
FAX 03(5689)8030

次号予告

ティッシュ・エキスパンダー 私の工夫

No.115（2016年7月号）
編集／聖マリアンナ医科大学教授　梶川明義

λ切開によるTE皮膚伸展法……大槻　祐喜ほか
Unfolded Cube Advancement Flapによる
　組織拡張器皮膚伸展の工夫……古賀　憲幸ほか
耳介再建におけるティッシュ・
　エキスパンダーの利用方法……四ッ柳高敏ほか
ティッシュ・エキスパンダーと
　シリコンブレストインプラントによる
　乳房再建の工夫………………棚倉　健太ほか
ティッシュ・エキスパンダーと
　自家組織による乳房再建の工夫
　……………………………………梶川　明義
乳房再建　ブラバとティッシュ・
　エキスパンダーの工夫…………武藤　真由ほか
複数回のティッシュ・エキスパンダー(TE)
　治療上の工夫……………………櫻井　裕之ほか
ティッシュ・エキスパンダーを複数個
　用いた瘢痕拘縮形成術…………黒川　正人
テーピングによる体外ティッシュ・
　エキスパンダーの工夫…………富岡　容子ほか
K-systemによる感染ティッシュ・
　エキスパンダーの救済法………林　京子

編集顧問：栗原邦弘　東京慈恵会医科大学前教授
　　　　　中島龍夫　慶應義塾大学名誉教授
編集主幹：百束比古　日本医科大学名誉教授
　　　　　光嶋　勲　東京大学教授
　　　　　上田晃一　大阪医科大学教授

No.114　編集企画：
　　松村　一　東京医科大学教授

PEPARS　No.114
2016年6月10日発行（毎月1回10日発行）
定価は表紙に表示してあります．
Printed in Japan

Ⓒ ZEN・NIHONBYOIN・SHUPPANKAI, 2016

発行者　　末定広光
発行所　　株式会社　全日本病院出版会
〒113-0033　東京都文京区本郷3丁目16番4号
　　電話 (03) 5689-5989　Fax (03) 5689-8030
　　郵便振替口座 00160-9-58753

印刷・製本　三報社印刷株式会社　　電話 (03) 3637-0005
広告取扱店　㈱日本医学広告社　　　電話 (03) 5226-2791

・本誌に掲載する著作物の複製権・翻訳権・上映権・譲渡権・公衆送信権（送信可能化権を含む）は株式会社全日本病院出版会が保有します．
・JCOPY ＜(社)出版者著作権管理機構　委託出版物＞
本誌の無断複写は著作権法上での例外を除き禁じられています．複写される場合は，そのつど事前に，(社)出版者著作権管理機構（電話 03-3513-6969，FAX 03-3513-6979，e-mail: info@jcopy.or.jp）の許諾を得てください．
・本誌をスキャン，デジタルデータ化することは複製に当たり，著作権法上の例外を除き違法です．代行業者等の第三者に依頼して同行為をすることも認められておりません．